Dagmar-Pauline Heinke

W0395382

Schmerzen lindern mit Akupressur

Über 50 Krankheiten und Beschwerden
mit Fingerdruck erfolgreich selbst behandeln
Mit Übersicht der Akupressurpunkte – auch für Kinder

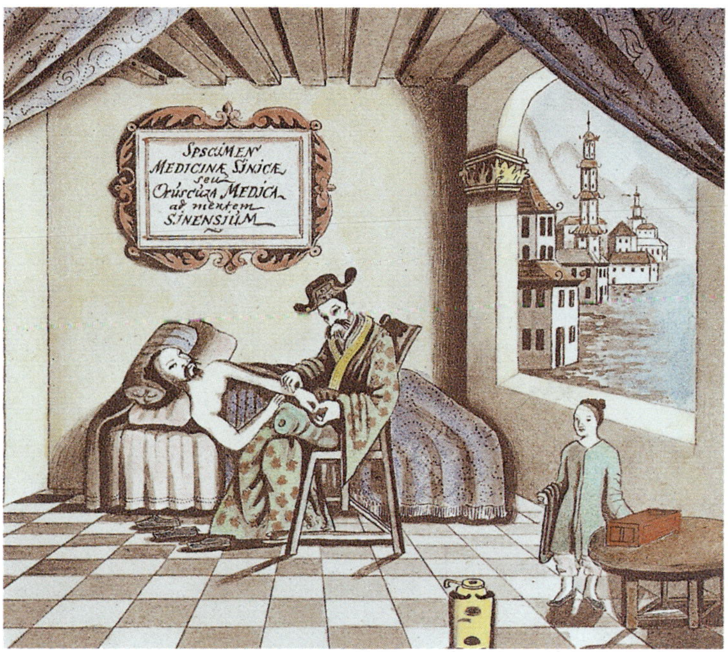

Südwest

Inhalt

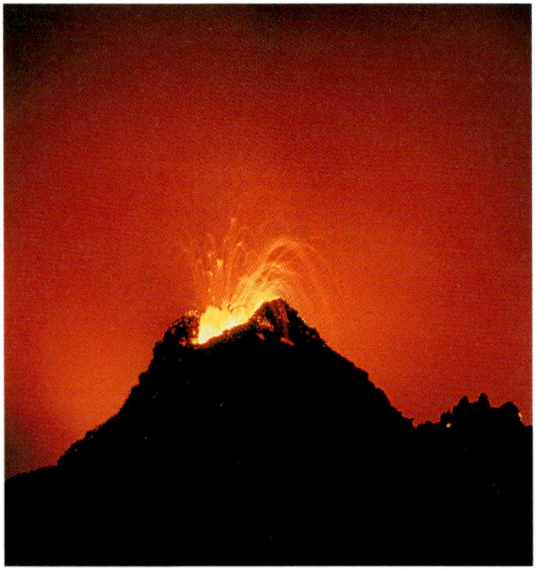

Feuer – eines der fünf Elemente

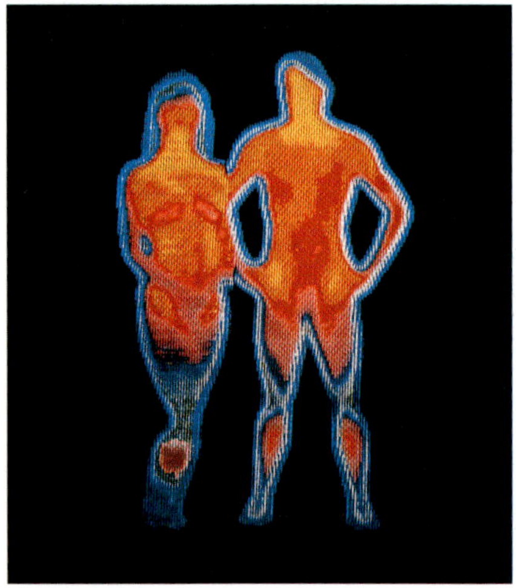

Energie fließt durch unsere Körper

Akupunktur-nadeln

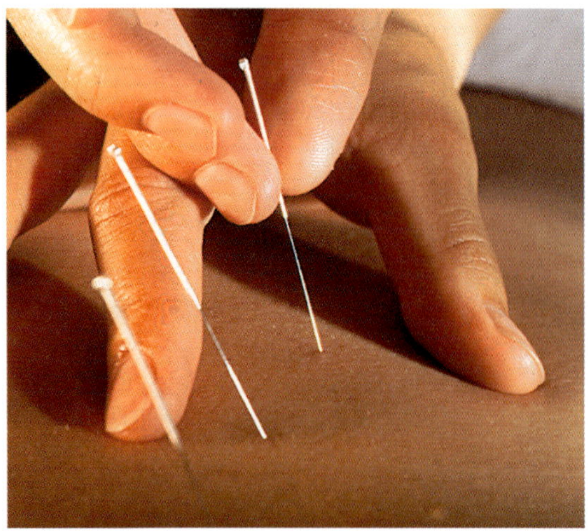

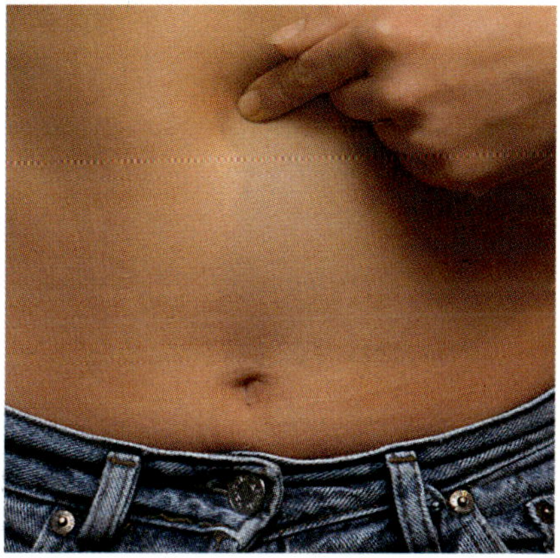

Es gibt verschiedene Techniken

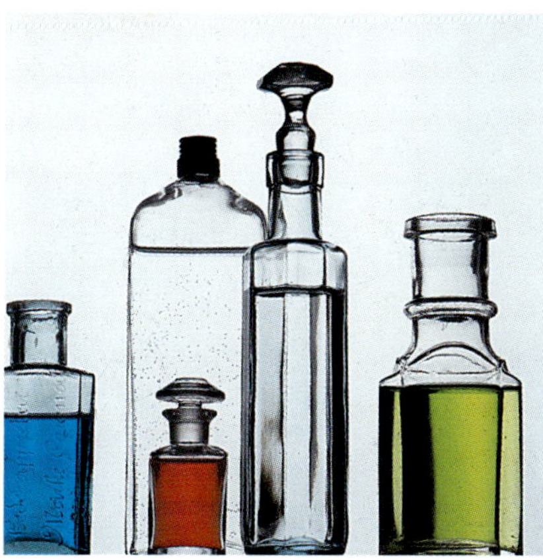

Aromaöle unterstützen die Akupressur

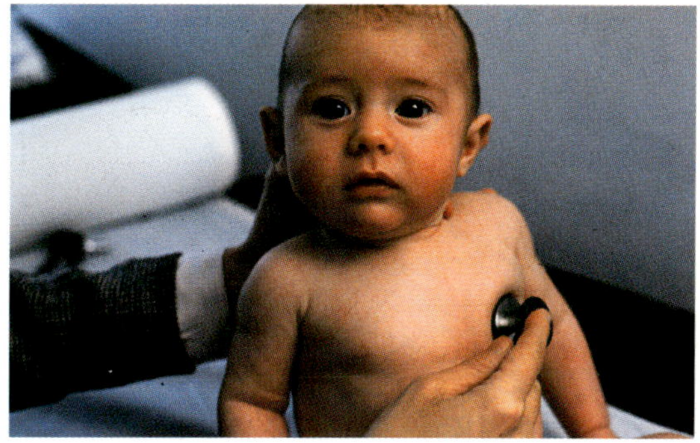

Akupressur hilft auch kleinen Kindern

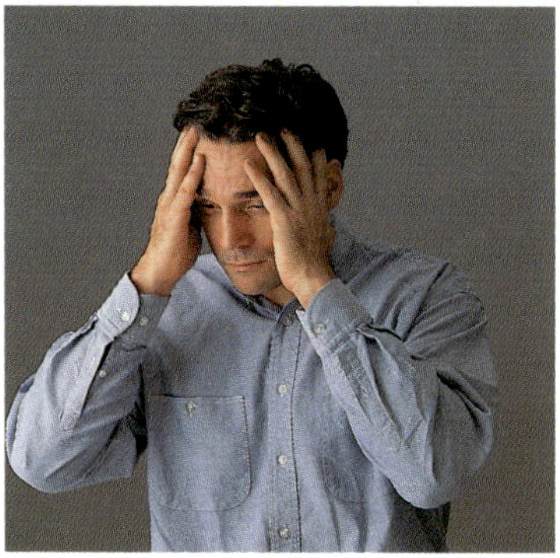

Häufig krank ohne Grund?

Chinesische Heilkunst und ihre Philosophie

Krankheit ist gestörte Harmonie

Krankheit ist für uns meist nur ein unangenehmer Störfall. Mit starken Medikamenten bekämpft man die schmerzlichen Auswirkungen, während die Ursachen unbehandelt bleiben.

Sind wir Europäer krank oder empfinden Schmerzen, dann wollen wir diesen Zustand schnell beenden. Aus diesem Grund nehmen wir oft zu schnell zu stark wirkende Medikamente ein. Wir warten die lindernde Wirkung ab und denken nicht weiter über Ursache und Wirkung, über den Zusammenhang zwischen Körper und Seele, nach. In der chinesischen Medizin hingegen werden nicht nur die Symptome behandelt, d. h. die Schmerzen bzw. die erkrankten Organe, sondern es wird hauptsächlich nach der Ursache der Erkrankung geforscht. Die Chinesen gehen von dem Satz aus: Jede Ursache hat ihre Wirkung, und jede Wirkung hat ihre Ursache. Man greift also an der Wurzel des Übels an.

Grundlage verschiedener Kulturen

Ein solches medizinisches Selbstverständnis wurde auch in der griechischen Antike – also einem völlig anderen Kulturkreis als dem chinesischen – von dem berühmten Arzt Hippokrates propagiert. Er ging davon aus, daß einer Erkrankung immer eine gestörte Ordnung der Harmonie zugrunde lag. Er erzielte gute Behandlungserfolge, indem er versuchte, diese Disharmonie wieder in ein Gleichgewicht zu bringen. Dieses Prinzip ist die Grundlage der chinesischen Medizin.

Harmonische Energie

Jede Zelle des Organismus hat einen bestimmten Ausdruck, d. h. ihr eigenes physikalisches »Schwingungsspektrum«.
Unterschiedliche Schwingungen, die aufeinandertreffen und sich überlagern, können abgeschwächt oder verstärkt werden. Hat ein Körper verstärkt positive, harmonische Energieschwingungen, so werden bestimmte krankmachende Schwingungen unwirksam sein.

Wenn die innere Harmonie hingegen verloren ging, d. h. disharmonische Schwingungen vorliegen, so besteht ein erhöhtes Risiko, krank zu werden.

Gesund und krank

Wann ist man gesund? Laut Definition der Weltgesundheitsorganisation (WHO) bedeutet Gesundheit den Zustand völligen körperlichen, geistigen, seelischen und sozialen Wohlbefindens des Menschen.
Gesund sind wir also, wenn alle unsere Organe funktionsfähig sind, die Laborwerte innerhalb der Norm liegen, wir keine Schmerzen oder Beschwerden verspüren. Wenn wir zusätzlich noch über Kraft und Vitalität verfügen und unser Leben harmonisch verläuft, kann das nur heißen, daß wir glücklich und zufrieden sind.

Gesundheit ist ein ganzheitlicher Begriff. Das bedeutet, daß nicht nur das einwandfreie Funktionieren der Organe und positive Laborwerte dazugehören.

Aber: Sind wir wirklich gesund, wenn wir uns täglich selbst belügen und unseren seelischen Konflikten aus dem Wege gehen? Wenn wir nach außen hin die Fassade wahren, den schönen Schein? Wenn wir unserer Umwelt vorspielen, wie gesund und glücklich wir doch in unserer Beziehung sind? Und uns im Innersten doch so unglücklich und angstvoll fühlen?

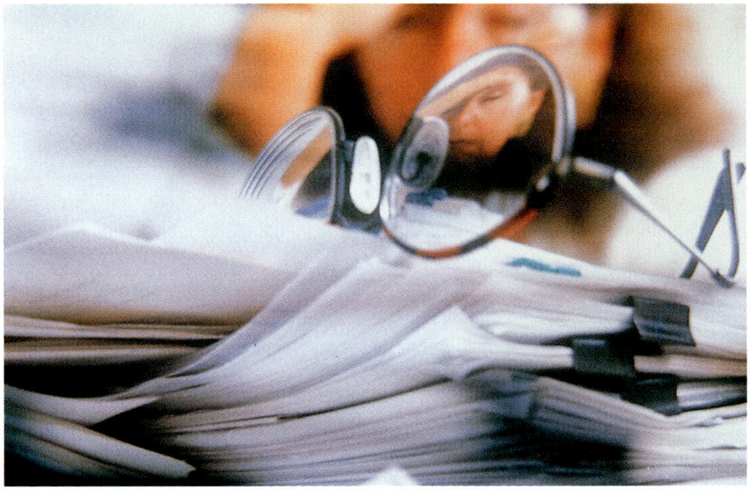

Streß auszuhalten gehört heute in vielen Berufsgruppen zum guten Ton. Daß dabei die Gesundheit auf der Strecke bleibt, auch wenn es nicht zum Herzinfarkt kommt, wird oft verleugnet.

Gesundheit ist unteilbar

Ist der erfolgreiche Geschäftsmann wirklich gesund, wenn er täglich Kompetenz und Stärke vorspielt und weitreichende Entscheidungen fällen muß? Wenn das Ganze außerdem unter großem Streß stattfindet und er sich überdies von seiner Familie entfremdet?

Gesundheit kann nicht nur nach körperlichen Kriterien definiert werden, sondern muß auch seelische Aspekte mit einbeziehen. Gesund ist ein Mensch, wenn er viele positive Charaktereigenschaften wie Liebe, Hingabe, Ehrlichkeit, Verständnis, Zuverlässigkeit, Demut, Bescheidenheit, Zufriedenheit, Gerechtigkeit usw. besitzt. Diese vielleicht altmodisch klingenden Tugenden tragen, wenn sie gelebt werden, zur Gesundheit des Menschen entscheidend bei, versetzen ihn in eine positive und glückliche Stimmung. Die Ausstrahlung auf die Umwelt und insbesondere auf Mitmenschen ist aufgrund der harmonischen Energieschwingung positiv und gesund. Eine solche Harmonie aktiviert die Selbstheilungskräfte des Körpers und macht ihn weniger anfällig für Krankheiten.

Untrennbar mit umfassender Gesundheit verbunden sind Werte wie Harmonie, Liebe und Zufriedenheit.

Selbstheilungskräfte

- Darunter versteht man die Aktivierung des sogenannten inneren Arztes.
- Durch natürliche Therapieformen und der entsprechenden positiven mentalen Einstellung ist es möglich, die im Körper befindlichen Heilkräfte zu mobilisieren.
- Oder mit anderen Worten ausgedrückt, führt dies dazu, das unausgewogene Gleichgewicht, die körperliche Disharmonie, wieder in Harmonie zu bringen.

Aus dem Gleichgewicht

Beispiele für aus dem Gleichgewicht gebrachte Harmonie gibt es viele. Nehmen wir einen gängigen Fall aus dem täglichen Leben: Eine Beziehung geht zu Ende. Anstelle von Liebe, Vertrauen und Hingabe sind nun Haß, Mißtrauen und Ablehnung getreten. Alle diese negativen Eigenschaften bergen viele negative Energien und können sowohl seelisch als auch körperlich krank machen.

Wann sind wir krank?

Unter Krankheit versteht man eine Störung unserer körperlichen und seelischen Harmonie. Krankheit wird als Mißverhältnis zwischen den seelischen Wünschen und den Reaktionen der betreffenden Persönlichkeit definiert.
In diesem Ungleichgewicht liegt eine Erkrankung begründet – und in dieser eine Chance. Der Manager erleidet möglicherweise seinen längst fälligen Herzinfarkt, bekommt aber dadurch gleichzeitig die Chance, sein Leben positiv zu korrigieren. Der in seiner Partnerschaft Unglückliche bricht sich womöglich ein Bein und hat damit die Gelegenheit, über seine Beziehung nachzudenken und sie aus einer anderen Perspektive zu betrachten.

Krankheiten können seelische Ursachen haben. Das ist heute allgemein anerkannt. Sie können aber auch positive Auswirkungen auf unser Seelenleben haben, wenn wir sie richtig anzunehmen wissen.

Die Seele stärken

Unsere Auseinandersetzung mit dem Leben und unserer Umwelt ist ein oft langwieriger Prozeß, bei dem wir uns selbst erkennen und uns unserer Stärken und Schwächen bewußt werden müssen. Ziel dabei ist es, an uns selbst zu arbeiten anstatt unsere Umwelt zu korrigieren. Dies führt zu einer zunehmenden Selbsterkenntnis und Toleranz anderen Menschen gegenüber, zu Eigenverantwortlichkeit und zur Fähigkeit, andere zu fördern.

Wenn der Körper die Notbremse zieht

Jede Krankheit ist also eine Notbremse des Körpers, um aufgestaute negative Kraft und zerstörerisches Potential abzuleiten. Das Grundproblem liegt immer im seelischen Bereich. Wir müssen für uns klären, was oder wer uns behindert und blockiert. Dies ist meist ein sehr schwieriges Unterfangen, denn alles, was uns unangenehm ist, wird sehr oft meisterhaft verdrängt – es ist sehr schwierig, sich selbst den Spiegel vorzuhalten und die Realität zu erkennen.

Sie bestimmen selbst, ob Sie gesund sind!

Eine positive Lebenseinstellung hilft Krankheiten zu überwinden und die in ihnen liegenden Chancen zu nutzen.

Ungünstige Einflüsse im Leben lassen jeden Organismus früher oder später erkranken. Enttäuschungen und Konflikte, Siege und Erfolge, all diese Erfahrungen liegen in uns selbst, sie sind abhängig von unserer subjektiven Betrachtungsweise und unseren Erwartungen. Man kann ein zur Hälfte ausgetrunkenes Glas sowohl als halbvoll, aber auch als bereits halbleer getrunken betrachten. Eine positive Lebenseinstellung, die Konzentration auf das Wesentliche im Leben, auf das, was unserem Selbst guttut, ist der Schlüssel zu körperlicher Gesundheit und seelischer Reife – zwei Komponenten, die untrennbar miteinander verbunden sind.

Erkrankungen und ihre seelischen Ursachen

Krankheit kann eine sinnvolle Lebenskrise sein. Für die betroffenen Personen ist es wichtig, falsch eingeschlagene Wege zu erkennen und wieder zu verlassen. Frustration und negative Gedanken vergiften unser positives Lebensgefühl. Dies führt früher oder später zu einer Erkrankung, die in ihrer Erscheinungsform der ihr zugrundeliegenden seelischen Störung entspricht.

Der Mensch existiert nicht unabhängig, sondern steht in komplizierten und vielfältigen Wechselwirkungen mit dem ganzen Kosmos.

Der Mensch – Spiegelbild des Kosmos

Die jahrtausendealten Erkenntnisse der Chinesen haben ihren Ursprung in exakten Beobachtungen der Natur und ihrer Gesetze. Feststehende Gegebenheiten wie Jahreszeiten, Klima, Farben und Zeit sind einbezogen. Da der Mensch als Mikrokosmos das Spiegelbild des Makrokosmos darstellt und dessen Gesetzmäßigkeiten unterliegt, liegt der chinesischen Naturheilmedizin eine ganzheitliche Betrachtungsweise zugrunde. Die Erkrankung bzw. das betroffene Organ wird nicht als etwas Isoliertes behandelt, sondern es wird nach den Wurzeln der Erkrankung, nach den Ursachen der Disharmonie geforscht. Nur so gelingt es, den Patienten wieder komplett zu heilen. Im folgenden finden Sie einen kleinen Überblick über die wichtigsten Erkrankungen und ihre Entsprechungen im seelischen Bereich. Vielleicht kommt Ihnen einiges bekannt vor.

Krankheit als Chance

Krankheit ist also immer auch eine Chance, die Wahrheit zu erkennen, das bisherige Leben einer Korrektur zu unterziehen und eingefahrene Bahnen zu verlassen.

Krankheit als Signal

Beschwerden	Psychische Grundlage
Akne	Selbstablehnung
Allergien	Abwehr gegen etwas
Angst	Kein Vertrauen in die eigene Stärke
Apathie	Widerstand gegen Gefühle
Appetitlosigkeit	Angst vor dem Leben
Asthma	Unfähigkeit zu geben, Unterdrückung
Bandscheibenvorfall	Gefühl, im Stich gelassen zu sein
Bauchspeicheldrüse	Verbitterung, Enttäuschung
Beinleiden	Zukunftsangst
Bettnässen	Angst vor Bezugspersonen, Mangel an Liebe und Zuwendung
Blasenleiden	Angst loszulassen
Blutdruck, hoch	Seele arbeitet auf Hochtouren, viele ungelöste Probleme
Blutdruck, niedrig	Mangelnde Belastbarkeit, geringes Selbstwertgefühl
Bronchitis	Problematische Familienverhältnisse, Aggressivität
Darmprobleme	Verarbeitung von Unterbewußtem
Ekzem	Psychischer Widerstand, verdrängter Konflikt
Entzündungen	Abwehr gegen etwas, aufgestaute Konflikte
Erkältung	Rückzug, Pause (die Nase »voll«)
Genitalprobleme	Selbstzweifel, Schuldkomplexe, nicht ausgelebte Sexualität
Haarausfall	Streß, Anspannung, Sorgen
Halsprobleme	Mangelnde Konfliktfähigkeit
Hauterkrankungen	Hilferufe der Seele
Herzleiden	Freudlosigkeit, emotionale Probleme

Krankheit als Signal

Beschwerden	Psychische Grundlage
Heuschnupfen	Aufgestaute Gefühle, Angst
Ischias	Zukunftsängste und Geldprobleme
Kehlkopfentzündung	Sprachlosigkeit vor Wut
Knochenleiden	Druck, Spannung und Autoritätsprobleme
Kopfschmerzen	Angst, Selbstbestrafung
Lebererkrankungen	Widerstand gegen Neues, Wut und negative Gefühle
Lungenprobleme	Trauer und Depressionen
Magenprobleme	Probleme, die Wahrheit zu verdauen, Angstgefühle
Magersucht	Selbsthaß, sexuelle Probleme
Mandelentzündung	Unterdrückung, nicht ausgelebte Kreativität
Menstruationsprobleme	Angst und Ablehnung
Migräne	Unterdrückter Ärger
Nervenentzündungen	Schmerz als Bestrafung für etwas
Nierenprobleme	Enttäuschung, Partnerschaftskonflikte
Ohrenerkrankungen	Man will bestimmte Dinge nicht hören
Prämenstruelles Syndrom	Unzufriedenheit, unglücklich und überfordert
Rheumatismus	Verbitterung und mangelnde Liebe
Rückenprobleme	Fehlende Liebe, mangelnde Unterstützung, finanzielle Probleme
Schlaflosigkeit	Schuldgefühle und Ängste
Übergewicht	Schutz vor Angst, Selbstablehnung
Verstopfung	Läßt die Vergangenheit nicht los, Geiz
Wechseljahreprobleme	Angst, nicht begehrenswert zu sein, Angst vor Einsamkeit
Zahnprobleme	Mangelnde Entschlußfähigkeit, Aggressionen

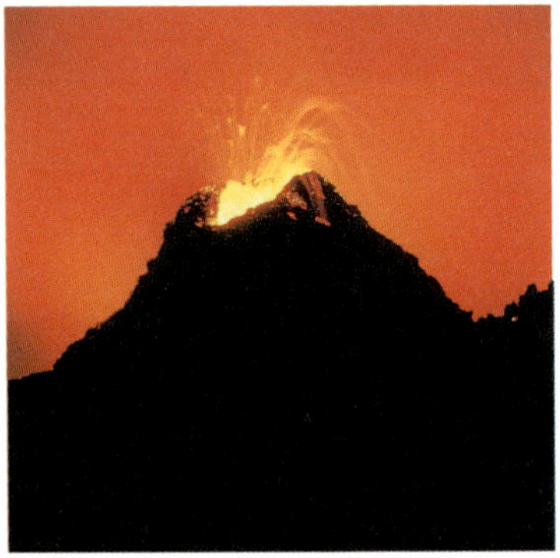

Elementare Kräfte.

Ganzheitlichkeit und Medizin

Die fünf Grundelemente des Lebens

Um die chinesische Heilkunde verstehen zu können, ist es wichtig, sich ständig ihrer Ganzheitlichkeit bewußt zu sein, d. h. den Körper nicht als eine Maschinerie zu sehen, sondern die Wechselbeziehung zwischen ihm und der Seele wahrzunehmen. Diese Ganzheitlichkeit drückt sich auch in der chinesischen Elementenlehre aus, welche die Basis der gesamten chinesischen Lebensphilosophie darstellt.
Die Beschreibung der fünf Grundelemente hilft Ihnen, das Prinzip der Akupressur besser verstehen zu können. Außerdem stehen sie in enger Beziehung zu den Meridianen, an denen Sie bei der Selbstbehandlung ansetzen werden.

In den verschiedensten Kulturen beziehen sich Menschen auf die grundlegenden Elemente der Natur, um ihre Stellung im Kosmos zu erkennen.

Der Körper ist keine Maschine

Die fünf Elemente Erde, Wasser, Feuer, Metall und Holz stellen das bioenergetische Prinzip dar. Gleichzeitig werden sie nicht nur in fast jeder Religion, sondern auch in vielen anderen Kulturen (z. B. bei den Indianern, in Tibet, in Afrika, in Indien und im gesamten Orient) als die Urelemente der Schöpfung angesehen.
In viele Gottesdienste und Zeremonien werden sie integriert, z. B. während einer katholischen Messe: Das Element Feuer stellt das Kerzenlicht dar – das Element Metall wird durch Weihrauch symbolisiert – das Element Wasser findet sich im Weihwasser – stellvertretend für das Element Erde wird die Hostie gereicht.

Harmonie der Elemente

In China ist es sogar üblich, daß man sich, wenn ein Haus gebaut oder eine Wohnung eingerichtet wird, mit Hilfe eines speziellen Beraters streng nach der Fünf-Elemente-Lehre richtet. Diese Berücksichtigung der fünf Elemente bei Gestaltung und Einrichtung soll Harmonie in den Räumen erzeugen und somit auch auf das Wohlbefinden der Menschen wirken, die sich dort aufhalten.
Ist ein Element unterrepräsentiert, so wird es ergänzt, damit keine Disharmonie entsteht.

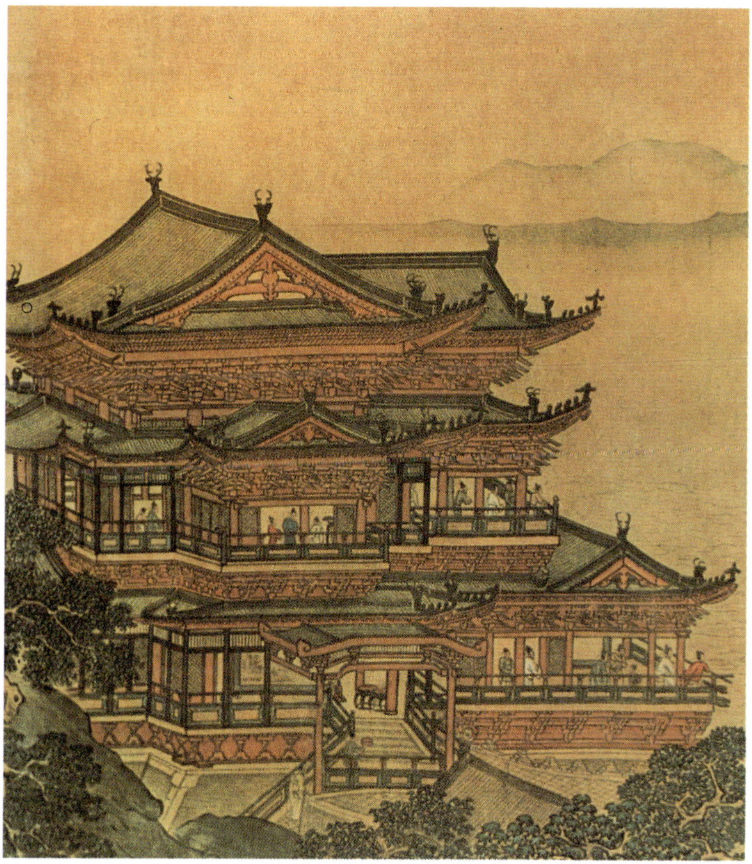

Ein Haus aus der Zeit der chinesischen Sung-Dynastie (960–1279). Solche Darstellungen zeugen vom hohen Stand der fernöstlichen Architektur. Beim Bau dieser Häuser wurde aber nicht nur auf den optischen Eindruck und die Zweckmäßigkeit Wert gelegt, man achtete vielmehr darauf, daß alle Elemente sich in einem harmonischen Gleichgewicht befanden.

Harmonische Wechselwirkung

Das Prinzip der fünf Elemente Holz, Metall, Feuer, Wasser, Erde bildet den Kern aller chinesischen Wissenschaften. Man betrachtet die Elemente nicht als isoliert, sondern als wechselwirkend; jedes kann ein anderes erzeugen:

- Brennendes Holz erzeugt Feuer.
- Feuer hinterläßt Asche (= Erde).
- Erde stellt die Quelle des Metalls dar.
- Metall kann verflüssigt werden (Wasser = Flüssigkeit).
- Wasser läßt Holz gedeihen.

Jede Lebensform ist in ständigem Werden und Vergehen begriffen. So kann aus jedem Element ein anderes entstehen, jedes steht zu anderen in Beziehung.

Das vorausgehende Element ist dem nachfolgenden immer wohlgesonnen. Deshalb achtet man bei allen Therapien auf die richtige Reihenfolge, um diese harmonisch zu gestalten.
Jedes dieser fünf Elemente besitzt Affinitäten zu jeweiligen Körperorganen und auch zu bestimmten Jahreszeiten, Geschmacksrichtungen, Gefühlsregungen, Organen und Sinnesorganen. Um die Lebensenergie in Fluß und somit die Gesundheit stabil zu halten, ist es sehr wichtig, daß die Elemente im Gleichgewicht bleiben.

Die fünf Organe

- Holz symbolisiert Leben, Weiblichkeit und organisches Material; steht in Beziehung zu Leber und Gallenblase.
- Metall symbolisiert Männlichkeit, Durchsetzungsvermögen, Materielles; steht in Beziehung zu Lunge und dem Tastsinn.
- Feuer symbolisiert Intelligenz, Energie und Hitze; steht in Beziehung zu Herz- und Kreislaufsystem sowie dem Dünndarm.
- Wasser symbolisiert Kommunikation; steht in Beziehung zu Blase, Nieren und den Füßen.
- Erde symbolisiert Form, Festigkeit, Stabilität, Rauheit; steht in Beziehung zu Magen, Milz und Pankreas (Bauchspeicheldrüse)

Gleichgewicht der Organe

Wie die fünf Elemente stehen auch die ihnen zugeordneten Organe in einer Wechselbeziehung. Wie jedes Element aus einem anderen entsteht, so hat auch jedes Organ eines, das zu ihm in einer Art »Elternbeziehung« steht. Dieses übergeordnete Organ wird unterstützend behandelt, wenn das »Kind«-Organ erkrankt ist. Das erklärt, warum z. B. Bauchschmerzen nicht nur über den Magen-Meridian, sondern auch über den Milz-Pankreas- und den Kreislauf-Meridian behandelt werden.

Wie alle Elemente in der Natur, so stehen gemäß der chinesischen Heilkunde auch unsere Organe in Beziehung zueinander. Deshalb müssen oft auch Organe behandelt werden, die nicht unmittelbar von Beschwerden betroffen sind.

Die polaren Kräfte Yin und Yang

Yin und Yang sind symbolhafte Begriffe der beiden polaren Energien in unserem Körper, welche sich ständig wechselseitig ergänzen. Ein harmonisches Gleichgewicht der Yin- und Yang-Organe bedeutet Gesundheit. Ein gestörtes Gleichgewicht verursacht Krankheit.

Yin und Yang – ein kosmisches Lebensprinzip

Nach Laotse ist das Tao ein nicht logisch oder sinnlich begreifbar darzustellendes Geheimnis des Universums. Das Tao ist nach dieser Vorstellung der Beginn allen Seins und wird durch den zunächst leeren Kreis dargestellt. Dieser Kreis symbolisiert die Begrenzung des Seins ohne Anfang und Ende.

Yang und Yin, das männliche und das weibliche Prinzip, füllen diesen Kreis aus. Yang und Yin werden hell und dunkel dargestellt und greifen harmonisch ineinander. Sie ergeben so ein ausgewogenes und komplettes Ganzes. Im dunklen Teil des Yins befindet sich ein kleiner heller Teil des Yangs und umgekehrt. So soll versinnbildlicht werden, daß die bei-

den Prinzipien nie isoliert existieren können, sondern immer mit ihrem jeweiligen Gegenpol verbunden sind.
Keines der Teile kann ohne sein Gegenstück existieren. In jeder Dunkelheit findet sich Licht, in jedem Ende steckt ein Neubeginn. So sind auch Krankheit und Gesundheit keine isolierten und gegensätzlichen Phänomene, sondern Ausdruck eines Zusammenhangs zwischen Yin und Yang.

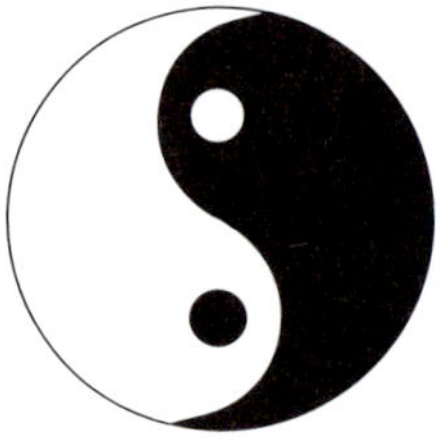

Das Yin-Yang-Symbol ist der wohl bekannteste Ausdruck des fernöstlichen Verständnisses von Ganzheit. Schwarz und Weiß, männlich und weiblich, Sommer und Winter, Gut und Böse existieren in gegenseitiger Abhängigkeit, durchdringen sich und ergänzen einander.

Lebensenergie durch Yin und Yang

Chi nennen die Asiaten die Lebensenergie, die in einem besonderen Kanalsystem des Körpers fließt. Im gesunden Organismus fließt Chi ungehindert. Treten Störungen auf, so wird das Chi blockiert und führt zu Befindlichkeitsstörungen oder Erkrankungen.

Auch die Lebensenergie Chi setzt sich aus den entgegengesetzt polaren Kräften von Yin und Yang zusammen. Stellen Sie sich Yin und Yang in Form von zwei Waagschalen vor. Optimal ist es, wenn beide Schalen im Gleichgewicht sind – dann ist auch der Körper in Harmonie, er ist gesund.
Geht diese Balance verloren, so ist ein Überschuß von Yang oder Yin vorhanden, der Mensch wird unausgeglichen, im schlimmsten Fall krank. Die polaren Kräfte von Yin und Yang kann man z. B. vergleichen mit:
- Sommer und Winter
- Männlich und weiblich
- Leben und Tod.

Die Meridiane

Chi, die Energie des Körpers, fließt in bestimmten Leitbahnen, den Meridianen. Sie können sich diese wie Nervenstränge vorstellen. In unserem Körper befinden sich zwölf Meridiane, die jeweils paarig angelegt sind: Jeden Meridian gibt es in einer Version für die linke und einer für die rechte Körperhälfte.
Die Meridiane sind in Yin- und Yang-Meridiane eingeteilt. Diese Unterteilung ist bedeutsam für das Verständnis von Krankheit und ihrer Behandlung:

Meridiane	
• Herz	Yin
• Dünndarm	Yang
• Blase	Yang
• Nieren	Yin
• Kreislauf-Sexualität	Yin
• Drei-Erwärmer	Yang
• Gallenblase	Yang
• Leber	Yin
• Lunge	Yin
• Dickdarm	Yang
• Magen	Yang
• Milz-Pankreas	Yin

Dazu kommen noch zwei Sondermeridiane, die sogenannten Gefäße, die jeweils nur einmal existieren und entlang der Körpermitte verlaufen: das Konzeptionsgefäß (Yin) und das Lenkergefäß (Yang). Die vielen zusätzlichen Sondergefäße brauchen uns hier nicht zu interessieren. In der chinesischen Heilkunde ist immer das Ziel einer Behandlung, das energetische Gleichgewicht der Meridiane in Harmonie zu bringen.

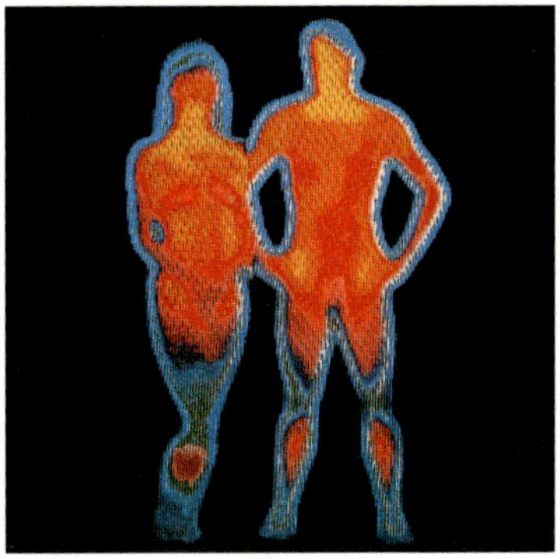

Energie durchfließt unsere Körper.

Ein kompliziertes Geflecht von Energiebahnen, den Meridianen, durchzieht unseren Körper. In ihnen zirkuliert Chi, die Energie des Lebens.

Das Lenkergefäß – Toumo (Gefäß des Herrschers)

Der Sondermeridian »Lenkergefäß« beginnt am Zahnfleisch, zieht sich den Rücken hinab und endet an der Steißbeinspitze. Dieses Gefäß steht mit allen Yang-Organen in Verbindung. Alle chronischen, vegetativen und hormonellen Prozesse können über das Lenkergefäß behandelt werden.

Konzeptionsgefäß – Jennmo (Empfängergefäß)

Dieser Sondermeridian beginnt zwischen Genitalien und Anus, steigt nach oben über den Bauch und endet am Kinn. Er ist das Kommunikationsgefäß der Yin-Organe.

Konzeptions- und Lenkergefäß stehen miteinander in energetischer Verbindung und schaffen somit einen Ausgleich zwischen Yin und Yang.

Alle Organe haben ihre Ruhe- und Aktivzeiten. Diesen Rhythmus machen sich fernöstliche Heilmethoden zunutze.

Die Organuhr

Sie wissen sicher, daß jeder Körper Temperaturschwankungen unterliegt. Es handelt sich um normale tageszeitliche Veränderungen, die Ausdruck zeitabhängiger Energieschwankungen sind. So hat auch jeder Meridian seine aktiven Phasen und Ruhezeiten. Der Erfolg der Akupressur läßt sich optimieren, wenn Sie die entsprechenden Zeiten berücksichtigen.

Der Magenbereich z. B. hat seine aktivste Phase zwischen acht und zehn Uhr. In dieser Zeit können Sie ihn am erfolgreichsten beruhigen (etwa bei nervösen Magenbeschwerden). Wollen Sie dieses Organ dagegen anregen (z. B. bei Appetitmangel), dann sollten Sie nach zehn Uhr behandeln, um die Aktivphase zu verlängern.

Die optimalen Behandlungszeiten sind bei den jeweiligen Krankheiten mit angegeben.

Tip:

Bei allen Behandlungen in diesem Buch sind, wenn dies therapeutisch angemessen ist, die optimalen Behandlungszeiten, eventuell spezifisch zum Anregen oder Dämpfen, angegeben.

Akupressur und Akupunktur

Die ältesten Heilmethoden

Akupressur und Akupunktur sind Heilmethoden, die auf unterschiedliche Punkte auf den Meridianen einwirken – die Akupressur durch Fingerdruck, die Akupunktur durch Nadelstiche –, um den Energiefluß im Körper günstig zu beeinflussen.
In China werden Akupressur und Akupunktur seit über 6000 Jahren angewendet. Dies wurde durch archäologische Funde nachgewiesen. Keine zweite Heilmethode kann auf eine ähnlich lange Geschichte und vergleichbare Erfolge zurückblicken.
In Europa wurde diese Heilkunde lange mit Skepsis betrachtet und darum äußerst selten angewendet. Heute noch fühlen sich viele Patienten beim ersten Behandlungstermin sehr verunsichert und fragen nach, ob denn Akupunktur überhaupt wirken würde oder lediglich einen Placeboeffekt haben würde, d. h., ob allein durch den Glauben an die Akupunktur eine Wirkung einsetzen würde.

Sogar zur Narkose

Daß man Akupunktur sogar bei operativen Eingriffen zur Anästhesie (Narkose) heranzieht, ist in Asien selbstverständlich. Die große Popularität von Akupressur und Akupunktur hängt hier sehr stark von dem Verständnis der Menschen zu sich selbst und der sie umgebenden Natur ab.

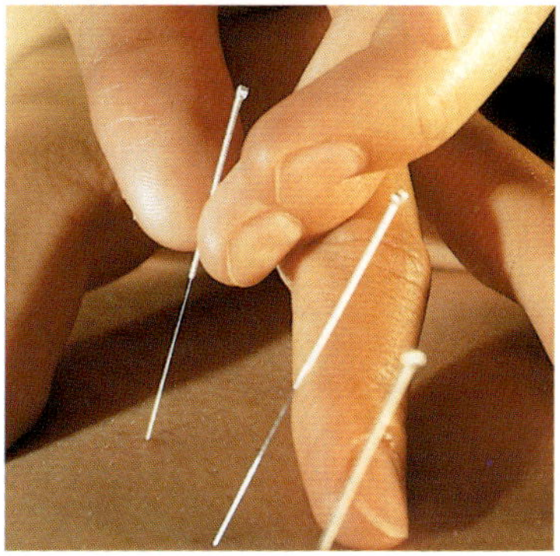

Akupunktur ist trotz der eingesetzten Nadeln schmerzlos.

Sowohl Akupressur als auch Akupunktur wirken auf bestimmte Punkte an den Meridianen. Beide Behandlungsmethoden beeinflussen auf diese Weise Chi, den Strom der Lebensenergie.

Überlieferungen zufolge behandelten die Asiaten verschiedenste Schmerzzustände zunächst an den jeweiligen Stellen durch Reiben mit den Fingerkuppen. Damit war die Akupressur geboren.

Unbewußt handeln wir alle so, ohne viel über Akupressurtechniken zu wissen. Denken Sie einmal daran, was Sie tun, wenn Sie starke Kopfschmerzen empfinden. Oft ist es doch so, daß Sie die entsprechende Stelle, an der Schläfe oder an den Augenbrauen, mit den Fingern drücken. Beispiele für diese Anwendungen und ihre Wirksamkeit gibt es viele.

Die Akupunktur ist nichts anderes als die Weiterentwicklung der Akupressur. Durch den Einsatz von Nadeln kann genauer und zudem unter der Haut gearbeitet werden.

Von der Akupressur zur Akupunktur

Die Akupressur wurde im Laufe der Zeit weiterentwickelt. Es gibt ca. 2000 Jahre alte Schriften, die belegen, wie man mit Bambus- oder Knochenstäbchen erkrankte Menschen geheilt hat. Wann genau man dazu übergegangen ist, den Druck, der erst nur durch die Fingerspitzen ausgeübt wurde, durch den Einsatz von Werkzeugen stärker und vor allem präziser zu machen, ist nicht bekannt.

Sicher ist jedoch, daß man irgendwann dazu überging, die Punkte, die man bisher nur drückte, anzustechen, um die Heilwirkung noch zu verstärken. So wurden spezielle Akupunkturnadeln entwickelt, die in die Haut gestochen werden und dort eine gewisse Zeit verbleiben. Dieser Vorgang ist im allgemeinen schmerzfrei, wenn er von einem erfahrenen Therapeuten ausgeführt wird.

TIP:

Wenn Sie mit Akupressurtechniken Erfolge erzielen, sollten Sie eventuell auch die Chancen der Akupunktur nützen. Obwohl die Technik im allgemeinen schmerzfrei ist, sollten Sie sich dann an einen erfahrenen Therapeuten wenden. Akupunktur eignet sich nicht zur Selbstbehandlung!

Achtung!

Die Akupunktur sollte auf keinen Fall als Selbstbehandlung ausgeführt werden. Durch unsachgemäße Anwendung kann es zu gefährlichen Erkrankungen kommen. Akupressur hingegen kann guten Gewissens zur Selbstbehandlung empfohlen werden, wenn einige Grundregeln beachtet werden.

Die Wirkung von Akupressur

Was genau ist Akupressur?

Bis heute wurde noch nicht vollständig geklärt, wie Akupunktur und Akupressur wirklich wirken. Fest steht, daß die Akupunkturpunkte entlang der Meridiane einen höheren Hautwiderstand aufweisen – deshalb können sie durch Messungen nachgewiesen werden. Auch wurde mittels Untersuchungen im Labor und anhand von Aufzeichnungen der Herzreaktionen die Wirksamkeit von Akupressur und Akupunktur bewiesen.

Die Anregung der Behandlungspunkte mittels Nadeln oder Fingerdruck bringt das energetische Gleichgewicht schmerzlos wieder in Harmonie.

Akupressur ist nichts anderes als die schonende Behandlung der Akupunkturpunkte ohne Nadeln. Da man dabei kaum etwas falsch machen kann, eignet sich die Akupressur hervorragend zur Selbstbehandlung.

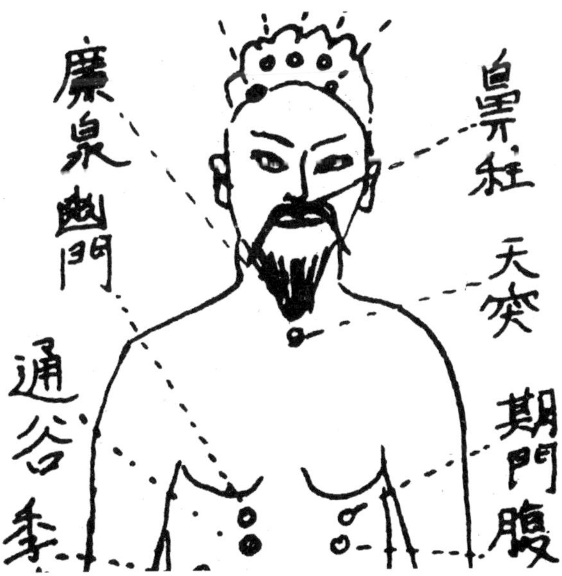

Chinesische Behandlungsbücher haben schon vor etlichen Jahrhunderten die Meridiane aufgezeigt und die darauf verteilten Akupressur- bzw. Akupunkturpunkte beschrieben. Heute besinnt man sich wieder auf diese alten Methoden – mit erstaunlichem Erfolg.

Komplexe Erfolge

Es gibt auch Belege dafür, daß Akupressur und Akupunktur die Bildung von körpereigenen »Schmerzmitteln« – den sogenannten Endomorphinen – anregen, die ebenso stark wie Morphium wirken können.
Fest steht jedenfalls, daß sowohl die Akupunktur als auch die Akupressur wirken: Durch eine Reizung der Nervenfasern werden Schmerzen gelindert und die Selbstheilungskräfte des Körpers angeregt. Anders gesagt: Sie können ein Defizit an Energie wieder aufbauen bzw. einen Überschuß an Energie regulieren.

Mit aufwendigen Meßmethoden läßt sich heute die Wirkung von Akupressur nachweisen. Einfacher und besser zeigt sich der Erfolg aber am Empfinden des Patienten selbst.

Akupressur und Organe

Da jeder Druckpunkt mit einem bestimmten Meridian bzw. Organsystem in Verbindung steht, beeinflußt jeder Reflex die Yin- und Yang-Energie des Körpers. Das autonome Nervensystem wird je nach Akupressurrichtung entweder angeregt oder beruhigt. Dadurch kommt es zu einem Ausgleich an Energie, gestörte Harmonie wird wiederhergestellt.

Akupressur

- Wirkt anregend auf das Blutgefäßsystem, besonders die Arterien, die die Organe mit sauerstoffreichem Blut versorgen
- Regt die Funktion der Hormondrüsen an
- Sorgt für den Abtransport von gestauter Lymphflüssigkeit und Stoffwechselschlacken
- Lindert Schmerzen durch Bildung von körpereigenen Schmerzmitteln, den sogenannten Endomorphinen
- Wirkt beruhigend und entspannend
- Aktiviert nachhaltig die Selbstheilungskräfte des Körpers
- Ist ausgezeichnet zur Eigenbehandlung geeignet

Akupressurtechnik

Die eigene Handschrift

Im Laufe der Zeit wurden viele verschiedene Grifftechniken entwickelt, zudem hat jeder erfahrene Therapeut seine eigene Akupressurhandschrift. Sie werden bei längerer Anwendung selbst merken, welche Drucktechnik bei Ihnen am besten wirkt, und sie dann bevorzugt anwenden. Es gibt vier gängige Techniken.

Punktieren

- Am entsprechenden Akupressurpunkt werden mit dem Zeigefinger Klopfbewegungen gemacht.

Drücken

- Die Fingerkuppe des Daumens, des Zeige- oder des Mittelfingers wird auf den entsprechenden Akupressurpunkt aufgelegt, und anschließend werden mit festem Hautkontakt kreisende Bewegungen um den Akupressurpunkt herum durchgeführt.

Effleurage

- Diese Technik eignet sich besonders gut, wenn größere Hautbezirke (wie z. B. am Rücken) zu akupressieren sind. Sie nehmen dazu den Daumen und fahren mit der Kuppe entlang einer Linie oder Zone.

Stäbchentechnik

- Wenn Sie intensiv akupressieren möchten, können Sie mit Hilfe eines Rosenholzstäbchens die entsprechenden Hautpunkte drücken.

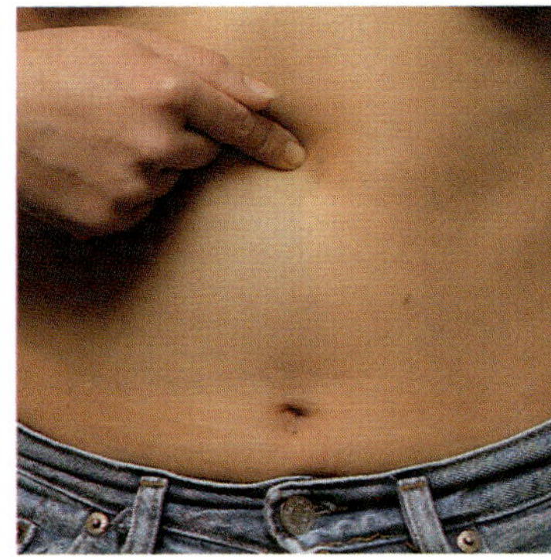

Selbstbehandlung mit Akupressur.

Sie werden nach einiger Zeit herausfinden, welche der vier Akupressurtechniken Ihnen am meisten liegt.

Was Sie unbedingt beachten sollten!

Wenn Sie eine bestimmte Körperfunktion dämpfen (in der Fachsprache: sedieren), also beruhigend eingreifen wollen, dann müssen Sie im Uhrzeigersinn von innen nach außen akupressieren (Kreisbewegungen nach rechts).

Wenn Sie akupressieren, um eine Funktion anzuregen (zu tonisieren), müssen Sie immer entgegen dem Uhrzeigersinn arbeiten (Kreisbewegungen nach links ausführen). Die Bewegung erfolgt in diesem Fall von außen nach innen.

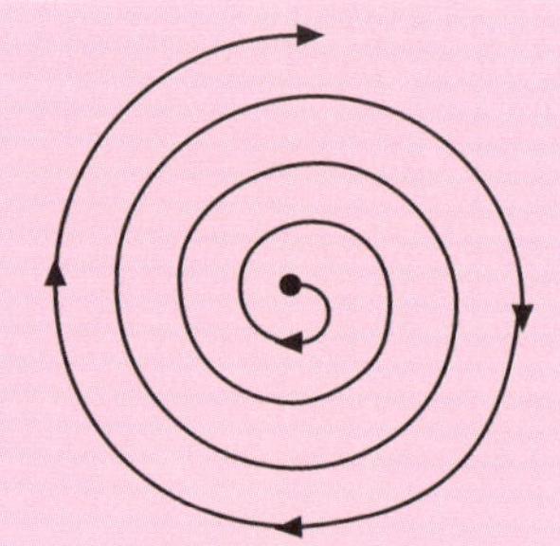

Sedieren

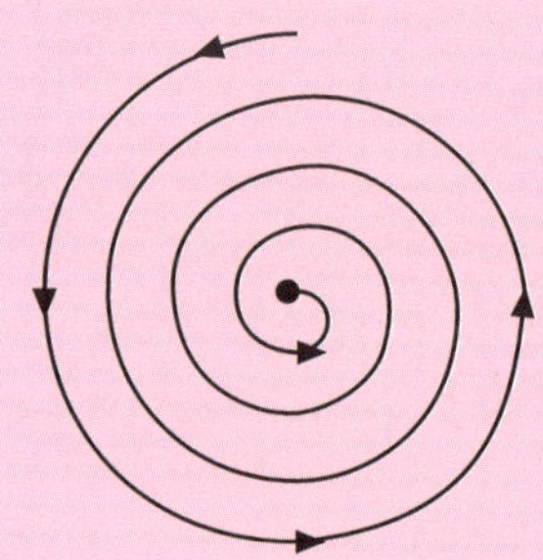

Tonisieren

Den optimalen Behandlungszeiten ist ein D oder ein A vorgestellt, wenn diese Zeit speziell zum Dämpfen (Sedieren) oder Anregen (Tonisieren) geeignet ist.

Akupressurdauer

Da jeder Mensch anders veranlagt ist, wirkt natürlich die Akupressur auch individuell unterschiedlich. Exakte Angaben kann man hier also nicht machen.

Sie können, je nach Beschwerden, bis zu dreimal täglich akupressieren, jeweils zwischen einer und zehn Minuten. Bei Kleinkindern sollten Sie etwas behutsamer sein, hier reichen 30 Sekunden bereits aus. In der Regel können Sie sich sehr gut auf die Reaktion Ihres Körpers verlassen, d. h., Sie werden spüren, welche Behandlungsdauer Ihnen guttut oder nicht.

Mehr Zeit für die Nerven

Akupressur wirkt auf das autonome Nervensystem regulierend und ist somit gut gegen Angstzustände einzusetzen, egal ob bei akuten oder chronischen Ängsten. Haben Sie Geduld bei der Behandlung und rechnen Sie mit einem Zeitraum von drei bis vier Wochen, um ein Behandlungsergebnis zu erzielen und eine Besserung der körperlichen Symptome zu erreichen.

Etwas Zeit sollten Sie sich schon gönnen. Vor allem wenn es um die Behandlung nervöser Störungen geht, sind Behandlungserfolge nicht von heute auf morgen bemerkbar. Dafür ist der Effekt um so nachhaltiger.

Was Sie vor der Eigenbehandlung wissen sollten

- Sorgen Sie dafür, daß Sie nicht gestört werden können; stellen Sie Klingel und Telefon ab.
- Entspannen Sie sich liegend oder sitzend. Stellen Sie sich mental auf die Behandlung und ihre Wirkung ein.
- Wenden Sie die Bauchatmung an: Beim Einatmen durch die Nase dehnt sich der Bauch – Atem kurz anhalten – beim Ausatmen hebt sich das Zwerchfell.
- Leise und beruhigende Meditations- oder Entspannungsmusik kann unterstützend wirken.
- Akupressieren Sie nie nach der Einnahme von Schmerzmitteln.
- Trinken Sie vor der Behandlung keinen Alkohol.
- Die Hände sollten warm und die Fingernägel nicht zu lang sein.
- Die Dauer der gesamten Behandlung sollte 25 Minuten nicht überschreiten.
- Akupressieren Sie nicht unter Zeitdruck und konzentrieren Sie sich auf die einzelnen Hautpunkte.
- Brechen Sie die Selbstbehandlung ab, wenn Schmerzen auftreten sollten.

- Bei akuten Beschwerden können Sie die Akupressur bis zu drei mal täglich anwenden.
- Da die Meridiane, außer dem Konzeptions- und dem Lenkergefäß, paarig angelegt sind, sollten Sie die Hautpunkte gleichzeitig oder nacheinander auf beiden Körperhälften akupressieren.
- Bei chronischen Beschwerden täglich einmal und nicht länger als 25 Minuten akupressieren.
- Alle Akupressurpunkte, insbesondere die etwas schwerer zugänglichen Rückenpunkte, können selbstverständlich im Rahmen einer Partnerbehandlung durchgeführt werden. Dabei immer beachten: Empfehlungen über Lokalisationen, wie z. B. »einen Fingerbreit«, beziehen sich immer auf die Körpermaße des Patienten!
- Alle in diesem Buch befindlichen Akupressurpunkte wurden so ausgewählt, daß sie leicht auffindbar und einfach alleine behandelbar sind.

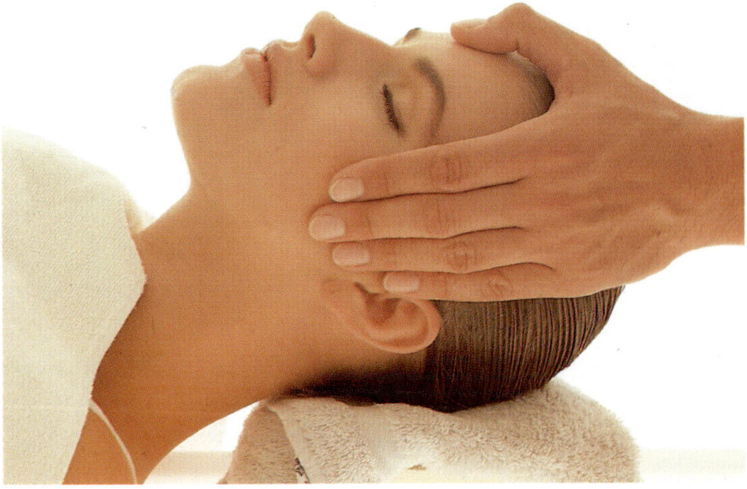

Schwer zugängliche Punkte lassen sich bei einer Partnermassage am besten behandeln. Außerdem können sich viele Menschen besonders gut entspannen, wenn sie sich in die Hände einer vertrauten Person begeben.

Wie Sie den richtigen Punkt finden

Es gibt batteriebetriebene Punktsuchstifte, die in diesem Fall große Dienste leisten können. Es geht aber auch einfacher und preisgünstiger. Denken Sie daran, daß den Chinesen in den letzten 6000 Jahren auch keine Geräte zur Verfügung standen. Machen Sie es so, wie man früher vorgegangen ist:

- Tasten Sie vorsichtig und mit viel Gefühl den Hautbereich ab, in dem sich der gesuchte Punkt befinden muß.
- Es gibt eine ganz bestimmte Stelle, die etwas tastempfindlicher ist als ihre Umgebung. Mit etwas Erfahrung werden Sie hier eine kleine Vertiefung spüren.
- Damit Sie sich diesen Punkt besser einprägen können, empfiehlt es sich für den Anfang, ihn mit einem Filzstift anzuzeichnen.

TIP:
Vergessen Sie teure elektrische Hilfsmittel und begeben Sie sich per Hand auf Punktsuche. Sie selbst sind Ihre beste Kontrollinstanz! Für den Anfang können Sie die erfühlten Punkte mit einem Filzstift anzeichnen, um sie leichter wiederzufinden.

Grenzen der Akupressur

Kein Vorteil ohne Nachteil – auch bei Akupressur.

- Beachten Sie, daß eine Selbstbehandlung auf keinen Fall medizinisch notwendige Therapien und Eingriffe ersetzt.
- Eine Selbstbehandlung darf nicht durchgeführt werden bei schweren Herz- und Kreislauferkrankungen sowie bei allen entzündlichen Krankheiten.
- Achten Sie darauf, daß Sie nicht an Hautbezirken mit Akne, Allergien, Eiterungen, offenen Wunden oder Pilzinfektionen akupressieren, da hier Übertragungs- und Ansteckungsgefahr besteht.

Seien Sie generell immer vorsichtig, wenn Sie sich unsicher fühlen oder unvorhergesehene Situationen entstehen. Auch während der Schwangerschaft dürfen einige Punkte nicht akupressiert werden. Um Gefahrensituationen aus dem Wege zu gehen, empfiehlt es sich, einen erfahrenen Arzt oder Therapeuten um Rat zu fragen.

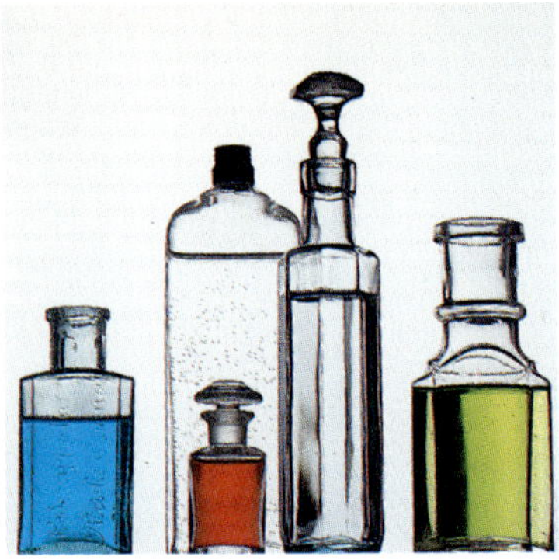

Für jedes Wehwehchen das richtige Mittel.

Bei jeder Akupressurbeschreibung sind die optimalen Behandlungszeiten angegeben. Wenn sich diese Zeit speziell zum Dämpfen oder Anregen eignet (siehe Seite 24), ist ein D oder ein A vorgestellt.

Beschwerden gezielt behandeln

Die Beschwerden auf den folgenden Seiten sind in alphabetischer Reihenfolge aufgeführt; die speziellen Behandlungsvorschläge für Kinder stehen am Schluß ab Seite 77.

Detailzeichnungen zur Punktsuche

Jeder Akupressurbeschreibung sind eine oder mehrere Detailzeichnungen beigefügt, die Ihnen genau zeigen, wo Sie ansetzen müssen. Der Verlauf der wichtigsten Meridiane ist auf der hinteren inneren Umschlagseite abgebildet.
Wenn Sie sich nicht ganz sicher fühlen, halten Sie sich nicht einfach an die Zeichnungen, sondern versuchen Sie, sich an den entsprechenden Punkt »heranzutasten«. Oft werden Sie deutlich merken, wenn Sie fündig geworden sind.

Test: Gehen Sie auf Punktsuche!

Zum Üben können Sie gleich einmal den Punkt DI 4 suchen. Dieser Punkt mit dem poetischen Namen Hegu (Talbegegnung) ist so empfindlich, daß Sie sofort eine Rückmeldung erhalten, wenn Sie ihn gefunden haben.

- **Pressen Sie den Daumen an den ausgestreckten Zeigefinger. Dadurch bildet sich eine Erhöhung auf dem Handrücken, ein Muskelbauch.**
- **Unter dem höchsten Punkt dieses Berges oder in seiner unmittelbaren Umgebung liegt DI 4.**
- **Wenn Sie ihn abtasten, werden Sie merken, daß er deutlich empfindlicher ist als seine Umgebung.**

Akupressur und Aromatherapie

Ohne unsere Nase würden wir oft gar nicht wissen, was wir gerade essen, wir könnten den wunderbaren Duft einer Rose nicht riechen und würden nicht vor ätzenden Dämpfen gewarnt. So wie über Augen und Haut wichtige Informationen an das Gehirn weitergeleitet werden, reagieren wir auch sehr direkt und intensiv auf das, was unsere Nase uns meldet – auch wenn das meistens unbewußt geschieht.

Heilen mit der Nase

Die Aromatherapie macht sich diese Erkenntnisse zunutze, denn naturreine ätherische Öle besitzen pharmakologische Wirkung. Ätherische Öle sind pflanzliche Stoffe mit spezifischen chemischen und physikalischen Eigenschaften – zum Teil sind ihre Zusammensetzungen noch völlig unerforscht. Sicher ist aber, daß sie an die Luft abgegeben und über die Nasenschleimhäute aufgenommen werden, wo sie ihre heilsame Wirkung entfalten.

Natürliche, ätherische Öle

- Wirken stimulierend auf alle absondernden Drüsen
- Regen die peristaltische Muskulatur an
- Wirken stark desinfizierend
- Wirken bakterizid
- Wirken beruhigend, entspannend
- Wirken anregend und belebend
- Stimulieren psychisch und vegetativ.

Viele dieser Öle eignen sich hervorragend, um Akupressurmaßnahmen zu unterstützen. Sie finden deshalb bei allen Beschwerden Hinweise auf passende Substanzen.
Diese Öle können Sie über mit Wasser gefüllten Duftlampen inhalieren oder einige Tropfen auf Ihr Kopfkissen geben.

Entspannung ist eine wichtige Voraussetzung für den Erfolg einer Akupressurbehandlung. Deshalb eignet sich die Aromatherapie hervorragend als unterstützende Maßnahme.

Tip:
Geben Sie einen Tropfen des Aromaöls auf den jeweiligen Akupressurpunkt, und massieren Sie dann diese Stelle.

Allergien

Mit Allergien haben heute immer mehr Menschen zu kämpfen. Dafür sorgen schon die vielen Umweltgifte, die zu einer Schwächung des Immunsystems führen.

Es ist entweder ein Hautbezirk betroffen, der mit dem allergieauslösenden Stoff in Verbindung gekommen ist. Diese Stoffe sind in der Regel Kosmetika, Salben, Medikamente, Wasch- und Reinigungsmittel oder die darin enthaltenen Konservierungsstoffe.

Die andere Möglichkeit der Auslösung einer Hautallergie ist durch die Ernährung gegeben. Das bekannteste Beispiel ist die allergische Reaktion infolge des Genusses von frischen Erdbeeren. Auch andere natürliche Substanzen wie Blütenpollen und Gräser, bestimmte Eiweißarten in Lebensmitteln oder die Zusammensetzung bestimmter Medikamente können Hautallergien auslösen, die meist durch gerötete Hautbezirke gekennzeichnet sind, die eine erhabene Oberfläche haben und jucken oder brennen.

Mit Akupressur können Sie den Heilungsprozeß beschleunigen. Bei Allergien sollten Sie unbedingt zum Arzt!

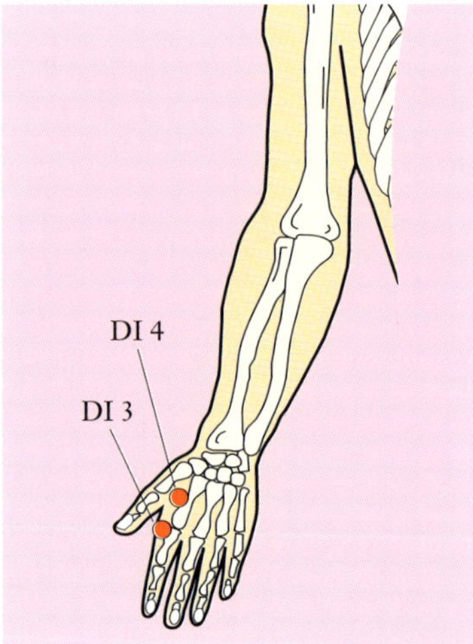

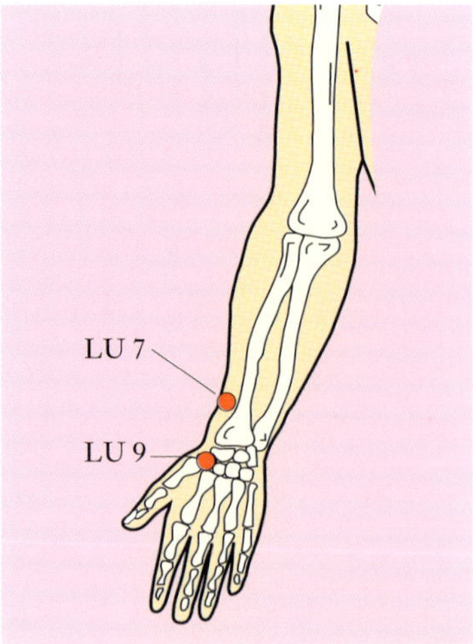

Ihre Behandlung

- *DI 3 – Sonjian*
  Dickdarm-Meridian, Punkt 3
  Im Grübchen am Ende des dritten Fingergliedes des Zeigefingers, das sich bei Abspreizung des Daumens bildet

- *DI 4 – Hegu*
  Dickdarm-Meridian, Punkt 4
  Daumen an den ausgestreckten Zeigefinger pressen, dadurch bildet sich ein Muskelbauch – der höchste Punkt dieses Muskelbauches stellt den entsprechenden Akupressurpunkt dar

- *LU 7 – Lieque*
  Lungen-Meridian, Punkt 7
  In der Furche zwischen Elle und Speiche

- *LU 9 – Taiyuan*
  Lungen-Meridian, Punkt 9
  Am äußeren Ende der Handgelenksfurche

🕒 3–5h, D 5–7h
Aromaöl: Kamille

Angst

Angstzustände unterschiedlicher Art und Intensität kommen sehr häufig vor. Die Symptome der Angst sind Abgeschlagenheit, Antriebslosigkeit, Unruhe, Schlaflosigkeit oder auch übertriebene Hektik und Aggressivität. Es kann auch zu regelrechten Panikattacken kommen. Die Furcht vor einem erneuten Angstanfall führt in einen Teufelskreis. Körperlich zeigt sich Angst durch Blutdruckstörungen, Schwindel, Atemnot oder durch krampfartige Schmerzen hinter dem Brustbein. Auch Appetitlosigkeit und Durchfall können hinzukommen. Zittern, kalte Hände oder Schwitzen können abwechselnd auftreten.

Es sollte daher immer zuerst geklärt werden, welche Ursachen diese Angstzustände hervorgerufen haben, um sie dann gezielter behandeln zu können. Sie müssen sich auch bewußt sein, daß sehr lange andauernde Angstzustände zu ernsten körperlichen Erkrankungen führen können.

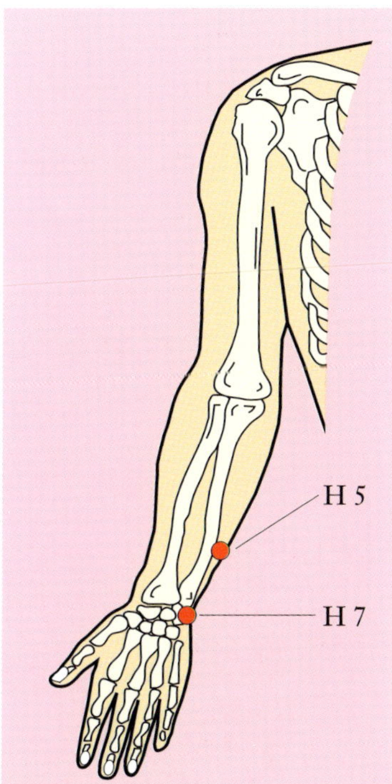

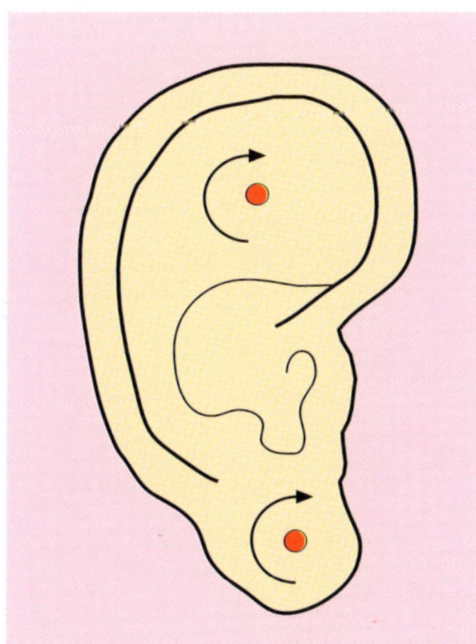

IHRE BEHANDLUNG

- *H 9 – Shaochong*
Herz-Meridian, Punkt 9
Am Nagelfalz des kleinen Fingers

- *H 7 – Shenmen*
Herz-Meridian, Punkt 7
Handgelenksfurche, etwas innerhalb der Mitte

- *H 5 – Tongli*
Herz-Meridian, Punkt 5
Hohlhandseite des Handgelenkes

Bitte jeweils 1 bis 2 Minuten kräftig drücken

- *Zusätzlich gibt es zwei Punkte am Ohr, die leicht akupressiert werden können.*
Nehmen Sie Ihr rechtes Ohr und massieren Sie beide Punkte rechtskreisend

🕒 D 11–13h
Aromaöl: Orangenblüten, Mandarinen

Akne

Diese lästige und unschöne Hauterkrankung verursacht bei den Betroffenen viel Leid, da sie das Selbstbewußtsein stark beeinträchtigt. Die Akne ist zum Teil erblich bedingt und wird oft durch die Pubertät ausgelöst. Es handelt sich hierbei um eine Entzündung der Talg- und Haarfollikel, welche sich unter dem Einfluß von Bakterien stark entzünden und eitrige Pusteln verursachen. Da in der Pubertät der Hormonspiegel noch nicht richtig ausbalanciert ist, tritt Akne gerade bei jungen Männern sehr häufig auf.

Die Ursachen für nach der Pubertät noch auftretende Akne sind entweder hormonelle Dysbalance oder Stoffwechselstörungen, oder sie ist auf falsche Ernährung, mangelnde Hautpflege und starke seelische Konflikte zurückzuführen (das Gefühl, sich in seiner Haut nicht wohl zu fühlen).

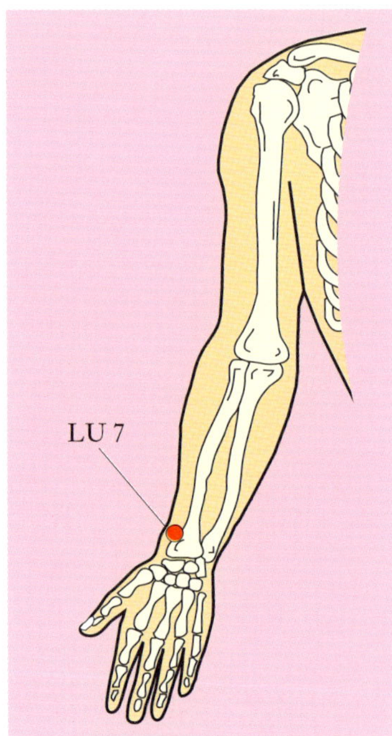

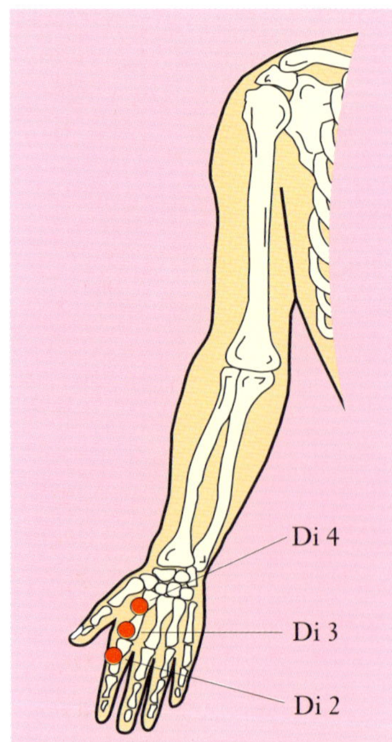

IHRE BEHANDLUNG

- *DI 2 – Erjian*
Dickdarm-Meridian, Punkt 2
Am zweiten Fingerglied des Zeigefingers

- *DI 3 – Sonjian*
Dickdarm-Meridian, Punkt 3
Im Grübchen am Ende des dritten Fingergliedes des Zeigefingers, das sich bei Abspreizung des Daumens bildet

- *DI 4 – Hegu*
Dickdarm-Meridian, Punkt 4
Daumen an den ausgestreckten Zeigefinger pressen, dadurch bildet sich ein Muskelbauch – der höchste Punkt dieses Muskelbauches stellt den entsprechenden Akupressurpunkt dar

- *LU 7 – Lieque*
Lungen-Meridian, Punkt 7
In der Furche zwischen Elle und Speiche

🕒 *A 7–9h, A 5–7h*
Aromaöl: Salbei

Appetitlosigkeit

Appetitlosigkeit kann seelische Ursachen haben, wie z. B. Kummer, Depressionen und Ängste, kann aber genauso infolge von Erkrankungen wie Infektionen, Erkältungen und Magen-Darm-Störungen auftreten. Bei länger andauernden Beschwerden wird auch in diesem Fall dringend angeraten, einen Arzt aufzusuchen.

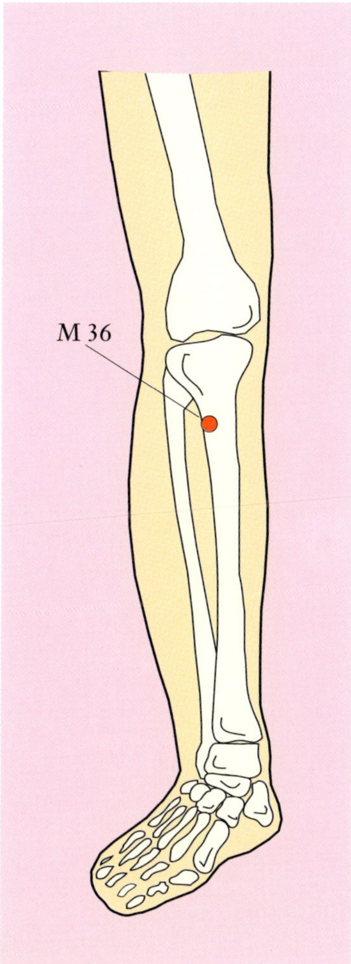

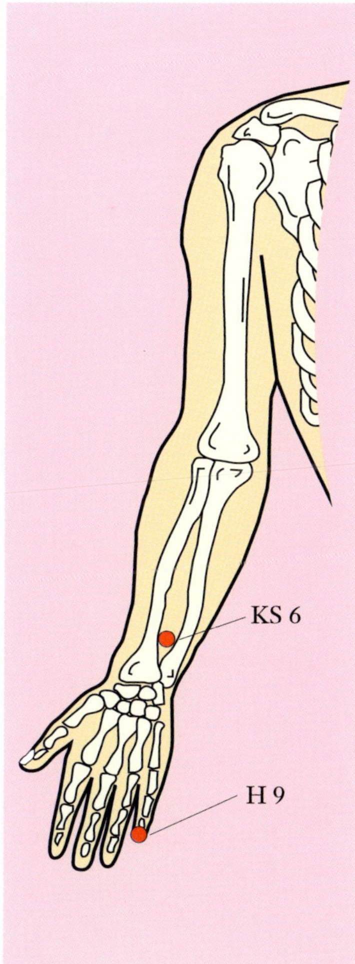

IHRE BEHANDLUNG

- *M 36 – Zusanli*
Magen-Meridian, Punkt 36
Unterhalb der Kniescheibe an der Außenseite des Schienbeins, vermehrt die Energie in allen Meridianen und wirkt auf die Verdauung

- *H 9 – Shaochong*
Herz-Meridian, Punkt 9
Nagelfalz des kleinen Fingers

- *KS 6 – Neiguan*
Kreislauf-Meridian, Punkt 6
Innenseite der Unterarmmitte, Drei Querfinger von der Handgelenksfurche entfernt

Behandeln Sie jeweils 30 Minuten nach dem Essen

🕒 *13–15h, 21–23h, A 9–11h*
Aromaöl: Majoran

Arthritis / Arthrose

Bei der Arthritis handelt es sich entweder um eine akute oder um eine chronische Entzündung eines oder mehrerer Gelenke. Mit Arthrose bezeichnet man eine chronische, sogenannte degenerative Gelenkerkrankung. Sie stellt eine Abnützungserscheinung insbesondere des Gelenkknorpels dar; die Gelenkschmiere wird weniger, und der Gelenkspalt verringert sich immer weiter. Im schlimmsten Fall wird er vollständig abgerieben, und die Gelenkflächen reiben aneinander. Das führt zu erheblichen Schmerzen und Steifigkeit des betroffenen Gelenks.

Akupressur ist in der Lage, positiv auf Schmerzen und Bewegungseinschränkungen einzuwirken und das Fortschreiten des degenerativen Prozesses zu bremsen.

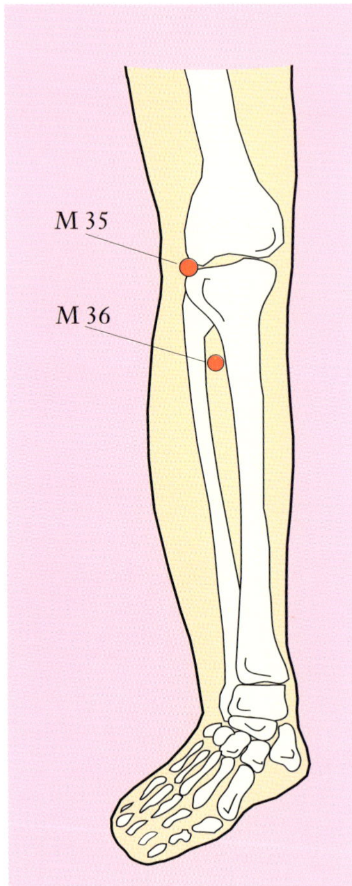

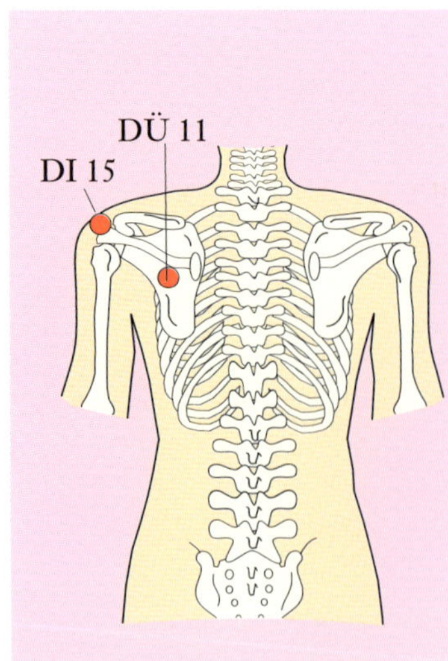

Ihre Behandlung

Bei Kniebeschwerden

- *M 35 – Dubi*
  Magen-Meridian, Punkt 35
  Außenseite des Kniegelenkes

- *M 36 – Zusanli*
  Magen-Meridian, Punkt 36
  Außenseite des Schienbeins

Bei Schulterschmerzen

- *DI 15 – Jianyu*
  Dickdarm-Meridian, Punkt 15
  Äußerer Schulterrand

- *DÜ 11 – Tianzong*
  Dünndarm-Meridian, Punkt 11
  Schulter in der Höhe des Dornfortsatzes des vierten Brustwirbels

D 5–7h, D 7–9h, D 13–15h
Aromaöl: Wacholder, Eukalyptus

Asthma

Atemschwierigkeiten sind ein Zeichen dafür, daß uns eine bestimmte Situation oder ein bestimmter Mensch »die Luft zum Atmen« nimmt, so daß man in seiner Freiheit und Eigenständigkeit beschnitten wird und »nicht mehr frei atmen« kann. Wenn sich Probleme oder schwierige Situationen lösen, kann man wieder aufatmen.
Die Balance zwischen Geben und Nehmen ist beim Asthmatiker gestört, er nimmt zuviel. Seine Bronchien verkrampfen, die Luft, die er einatmet, überbläht die Lunge; dies führt zu den typischen Symptomen. Geben und Nehmen im ausgeglichenen Verhältnis stellt für viele Menschen ein großes Problem dar. Entweder ist man zu sehr materiell ausgerichtet oder nimmt zuviel an Gefühlen, Aufmerksamkeit und Liebe für sich in Anspruch, ohne diese wieder an das eigene Umfeld, an die Mitmenschen, abgeben zu können.
Der nächstfolgende Schritt ist dann das »Sich-Abschotten« – nichts mehr von außen herein lassen. Dieser Vorgang löst eine reflektorische Schutzhaltung des Zwerchfelles aus, deren Ursache Angst ist. Eine Hilfe für den Asthmatiker ist, sich mit seinen Ängsten und unterdrückten Aggressionen auseinanderzusetzen und zu lernen, nicht alles zu schlucken. Diese Erkenntnis kann dem Asthmatiker helfen, Liebe nicht nur zu nehmen, sondern auch zu geben.

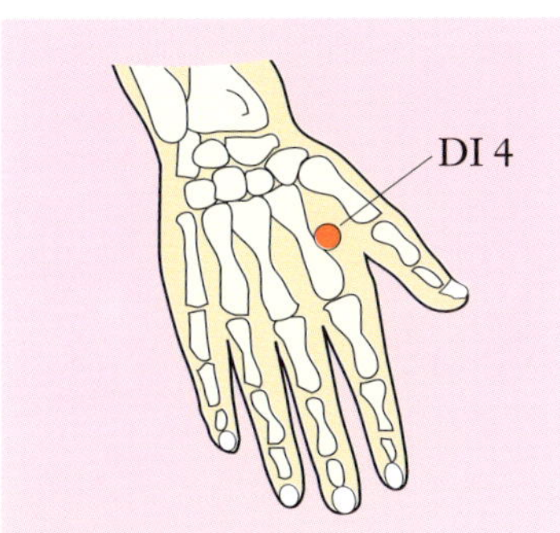

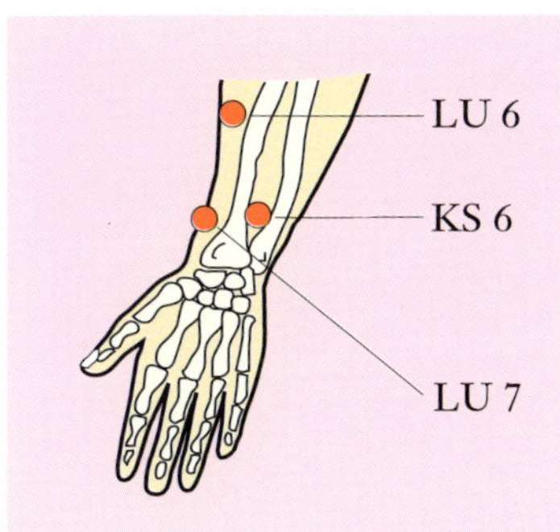

Ihre Behandlung

- *DI 4 – Hegu*
  Dickdarm-Meridian, Punkt 4
  Daumen an den ausgestreckten Zeigefinger pressen, dadurch bildet sich ein Muskelbauch – der höchste Punkt dieses Muskelbauches stellt den entsprechenden Akupressurpunkt dar

- *LU 6 – Kongzui*
  Lungen-Meridian, Punkt 6
  An der Innenseite des Unterarmes, sieben Querfinger oberhalb der Handgelenksfurche

- *LU 7 – Lieque*
  Lungen-Meridian, Punkt 7
  Furche zwischen Elle und Speiche

- *KS 6 – Neiguan*
  Kreislauf-Meridian, Punkt 6
  Innenseite der Unterarmmitte, drei Querfinger von der Handgelenksfurche entfernt

🕒 *D 3–5h, 19–21h*
Aromaöl: Sandelholz

Atembeschwerden

Unterscheiden Sie vorübergehende Atembeschwerden im Zusammenhang mit Erkältungen und Atembeschwerden, die durch störende Gerüche ausgelöst werden können, mit Atemnot und Kurzatmigkeit. Treten die beiden letztgenannten Symptome z. B. beim Treppensteigen auf, dann deuten sie auf Herz-Kreislauf-Erkrankungen hin und sollten deshalb auch von einem Fachmann behandelt werden. Da nach der Organsprache das Atmen ein Sinnbild für das Leben darstellt, sollte man sich bei Atembeschwerden fragen: »Was nimmt mir den Atem?« oder »Welches Problem nimmt mir die Luft?«. Gerade Atembeschwerden spiegeln sehr häufig psychische Ursachen wider.

Ihre Behandlung

- *DI 4 – Hegu*
Dickdarm-Meridian, Punkt 4
Daumen an den ausgestreckten Zeigefinger pressen, dadurch bildet sich ein Muskelbauch – der höchste Punkt dieses Muskelbauches stellt den entsprechenden Akupressurpunkt dar

- *KS 6 – Neiguan*
Kreislauf-Meridian, Punkt 6
Innenseite der Unterarmmitte, drei Querfinger von der Handgelenksfurche entfernt

- *LU 5 – Chize*
Lungen-Meridian, Punkt 5
Mitte der Ellenbogenfalte

🕒 3–5h, D 5–7, 19–21h
Aromaöl: Eukalyptus

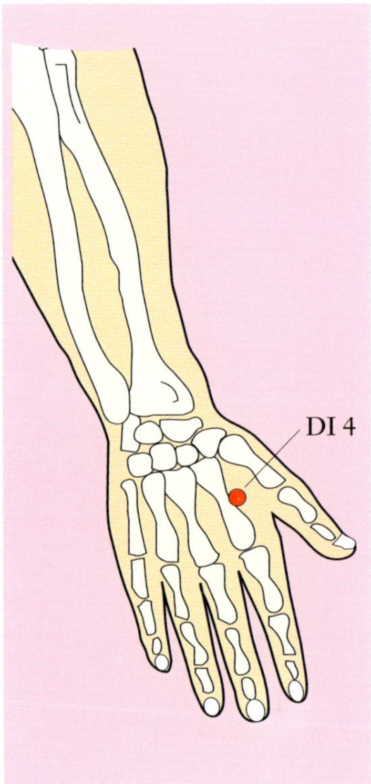

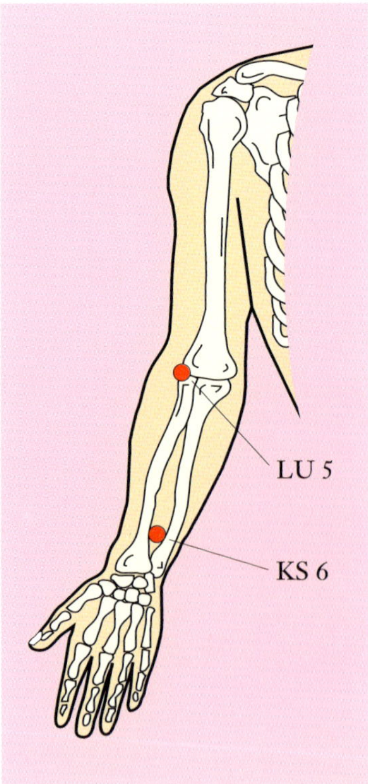

Aufstoßen, Sodbrennen

Kann durch Fäulnis und Gärungsprozesse im Darm verursacht werden oder durch eine Übersäuerung des Magensaftes. Bestimmte Nahrungsmittel können aufgrund ihrer Zusammensetzung zusätzlich dazu beitragen, wie z. B. Rettich, Radieschen, alle Kohlsorten usw.
Aufstoßen kann auch, besonders bei Kindern, durch zuviel geschluckte Luft auftreten.

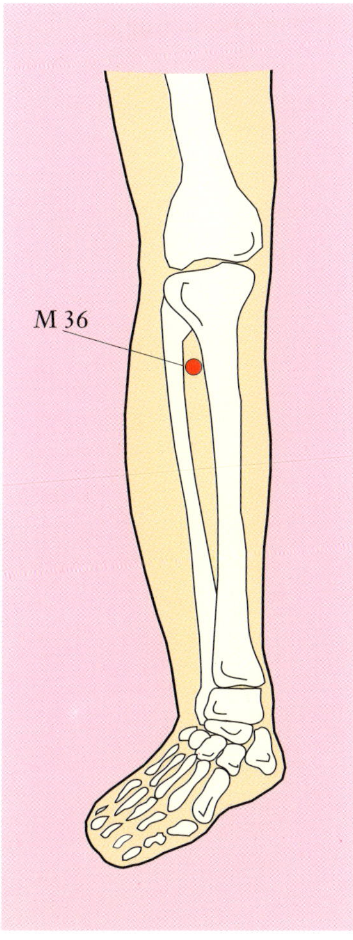

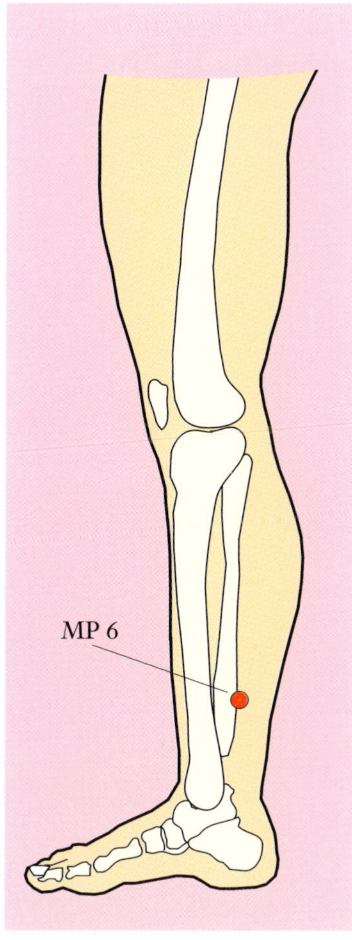

Ihre Behandlung

- *M 36 Zusanli*
Magen-Meridian, Punkt 36
Ein Querfinger seitlich des Schienbeins

D 7–9h

- *MP 6 Sanyinjiao*
Milz-Pankreas-Meridian, Punkt 6
Hinter dem Schienbein

D 9–11h
Aromaöl: Pfefferminze

Bandscheibenvorfall

Die gesunde Wirbelsäule ist, seit der Mensch auf zwei Beinen geht, leicht S-förmig gebogen. Wir gehen aufrecht, wir besitzen Haltung. Von der äußeren Haltung eines Menschen läßt sich leicht auf seine innere Haltung schließen. Es gibt Menschen, die völlig »haltlos« sind – innerlich wie äußerlich –, und es gibt Menschen »ohne Rückgrat«.
Unser Rückgrat ist sehr belastbar. Tritt jedoch eine Belastung – auch psychischer Natur – auf, die zu groß ist oder zu lange anhält, dann kommt es zu Rückenproblemen: Rückenschmerzen, Ischias, Hexenschuß oder Bandscheibenvorfall. Hexenschuß und Bandscheibenvorfall können die Betreffenden ans Bett fesseln, sogar für mehrere Wochen, und eventuell zu (vorübergehenden) Lähmungen führen. Die nun vom Körper erzwungene Ruhestellung kommt nicht von ungefähr. Der Druck war zu groß geworden, nun hat man genügend Zeit, über seine Situation nachzudenken.

Ihre Behandlung

- *B 23 – Shenshu*
  Blasen-Meridian, Punkt 23
  Zwischen dem zweiten und dritten Lendenwirbel

- *B 25 – Dachangshu*
  Blasen-Meridian, Punkt 25
  Zwischen dem vierten und fünften Lendenwirbel

- *B 31 – Shangliao*
  Blasen-Meridian, Punkt 31
  Vertiefung am Kreuzbein

◷ *D 15–17h*
Aromaöl: Rosmarin

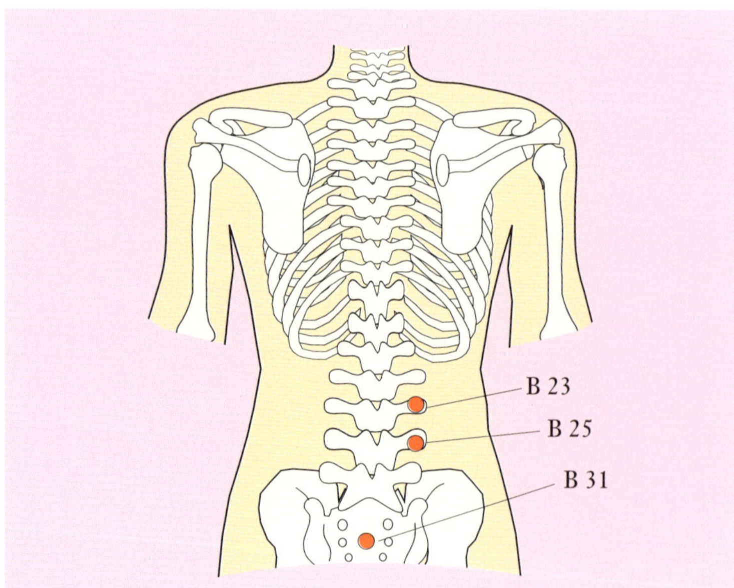

Bauchschmerzen

Bauchschmerzen können vielfältige Ursachen haben. Sie können Verdauungsbeschwerden wie Blähungen, Verstopfungen, Durchfälle, Stoffwechselerkrankungen und Verkrampfungen begleiten, aber auch psychische Verspannungen. Bei Kleinkindern sind sie oft Zeichen eines beginnenden fieberhaften Infektes oder einer anderen Erkrankung. Bauchschmerzen immer ernst nehmen! Dauern sie länger, muß auf jeden Fall ein Arzt aufgesucht werden.

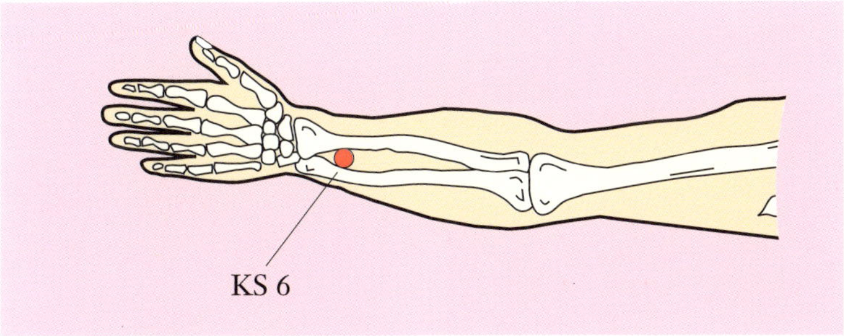

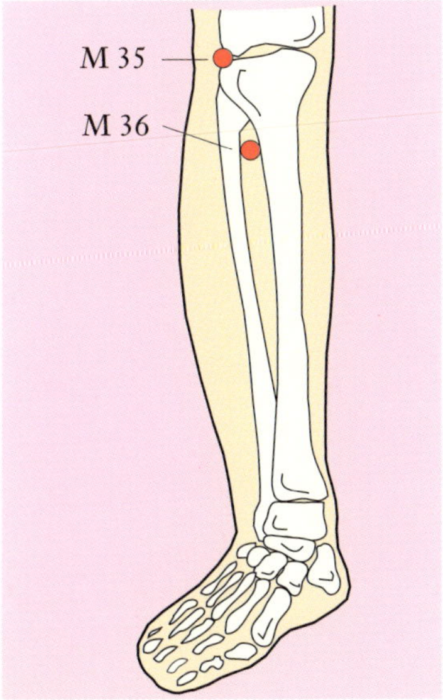

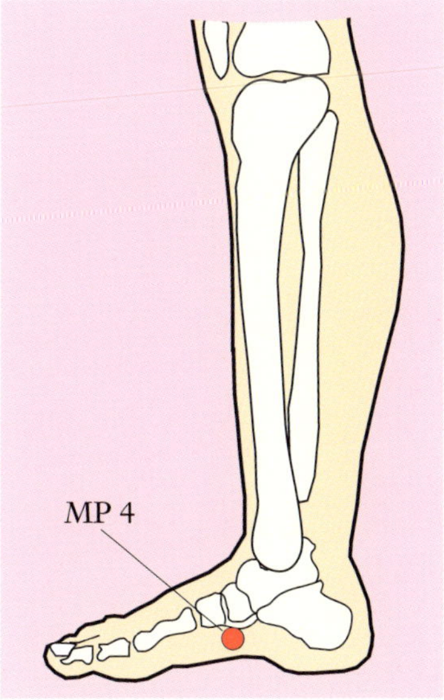

IHRE BEHANDLUNG

Schmerzen im Oberbauch

- *M 35 – Dubi*
  Magen-Meridian, Punkt 35
  Außenseite des Kniegelenkes

- *M 36 – Zusanli*
  Magen-Meridian, Punkt 36
  Außenseite des Schienbeins

Diffuse Schmerzen

- *MP 4 – Gongsun*
  Milz-Pankreas-Meridian, Punkt 4
  Fußinnenseite

- *KS 6 – Neiguan*
  Kreislauf-Meridian, Punkt 6
  Innenseite der Unterarmmitte, drei Querfinger von der Handgelenksfurche entfernt

D 7–9h, 9–11h, 19–21h
Aromaöl: Fenchel

Blutdruck, niedriger

Ein zu niedriger Blutdruck macht sich bei den meisten, die darunter leiden, bereits schon morgens bemerkbar: mit Schwindel bei zu schnellem Aufstehen, mit langanhaltender Müdigkeit, mit einer langen morgendlichen Anlaufzeit.

Menschen mit zu niedrigem Blutdruck kapitulieren häufig vor ihren Problemen: Niedergeschlagenheit, sogar Depressionen sind die Folge. Bei zu niedrigem Blutdruck tritt auch manchmal eine Ohnmacht ein, wenn die Betroffenen sich hilflos einem Problem ausgesetzt – eben ohnmächtig – fühlen.

Ihre Behandlung

- *H 7 – Shenmen*
  Herz-Meridian, Punkt 7
  Handgelenksfurche

- *H 3 – Shaohai*
  Herz-Meridian, Punkt 3
  Am Ende der Ellenbogenfalte

- *DI 4 – Hegu*
  Dickdarm-Meridian, Punkt 4
  Daumen an den ausgestreckten Zeigefinger pressen, dadurch bildet sich ein Muskelbauch – der höchste Punkt dieses Muskelbauches stellt den entsprechenden Akupressurpunkt dar

🕒 7–9h, A 13–15h
Aromaöl: Rosmarin

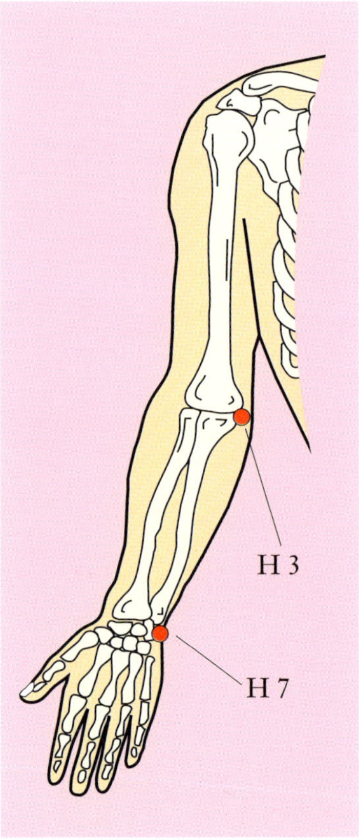

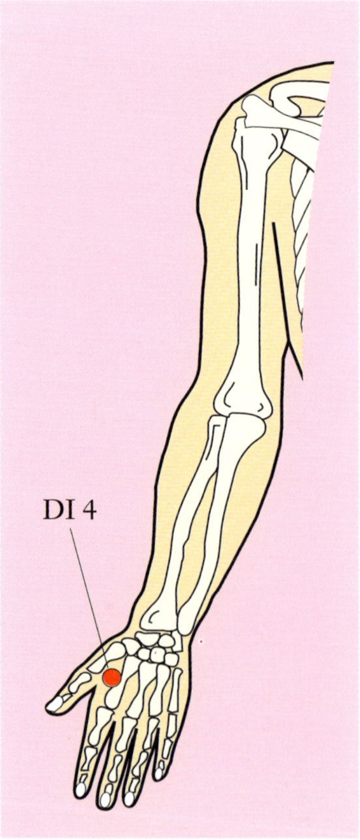

Bronchitis

Eine Bronchitis tritt oft als Begleiterscheinung von grippalen Infekten auf, oder sie ist eine Folgeerscheinung der Einwirkung von Kälte, Staub oder Zigarettenrauch. Es handelt sich hierbei um eine akute Entzündung der Bronchien, die mit einem schmerzhaften und zu Beginn trockenen Husten einhergeht. Erst nach einiger Zeit kommt es zu schleimigem Auswurf. Gehen Sie unbedingt zum Arzt, wenn Sie Schmerzen beim Husten bekommen, der Auswurf gelbgrün oder gar blutig wird. Folgende Akupressurpunkte helfen Ihnen, den Schleim besser abzuhusten.

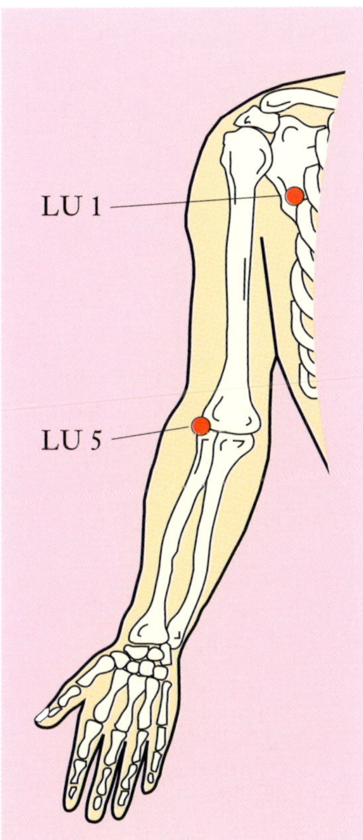

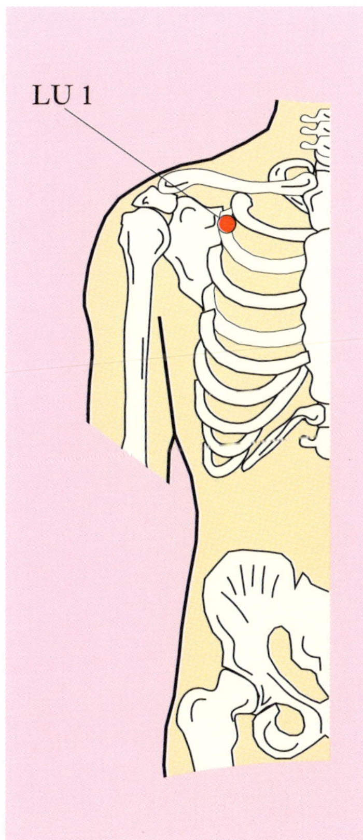

IHRE BEHANDLUNG

- *LU 1 – Zhonfu*
  Lungen-Meridian, Punkt 1
  Zweiter Zwischenrippenraum

- *LU 5 – Chize*
  Lungen-Meridian, Punkt 5
  Ellbogenfalte, Mitte

- *LU 9 – Taiyuan*
  Lungen-Meridian, Punkt 9
  Am äußeren Ende der Handgelenksfurche

D 3–5h
Aromaöl: Eukalyptus

Darmstörungen

Die Aufgabe des Darmes ist die Aufspaltung und Verdauung der Nahrung. Die verwertbaren Stoffe werden von den unverwertbaren getrennt. Hier findet das Abwägen, das Für und Wider, die Analyse des Körpers statt. Die Ursache für Störungen in diesem Bereich sind häufig Konflikte und Probleme, die man nicht artikuliert oder nicht artikulieren kann und deshalb verdrängt. Unterdrückte Wut und Haßgefühle, Kummer und Angst werden im Bauchraum angesammelt. In der Praxis kommt es dann oft zu Darmleiden wie Verstopfung oder Durchfall.

Bei Verstopfung spiegelt sich das Problem des »Nicht-loslassen-Könnens« wider, sei es von einer bestimmten Person oder einer bestimmten Begebenheit. Der Vorgang des Stuhlgangs hat etwas mit dem »Hergeben« zu tun, und man sieht in der Tatsache des »Nicht-geben-Wollens« den Geiz eines Menschen, der auf seinem Geld und seinen materiellen Werten sitzt. Bei Durchfall verhält es sich umgekehrt. Mit Hilfe einer zu schnellen Verdauung werden die Dinge unverdaut und unverarbeitet ausgeschieden – im seelischen und im körperlichen Bereich (siehe auch Durchfall, Seite 44).

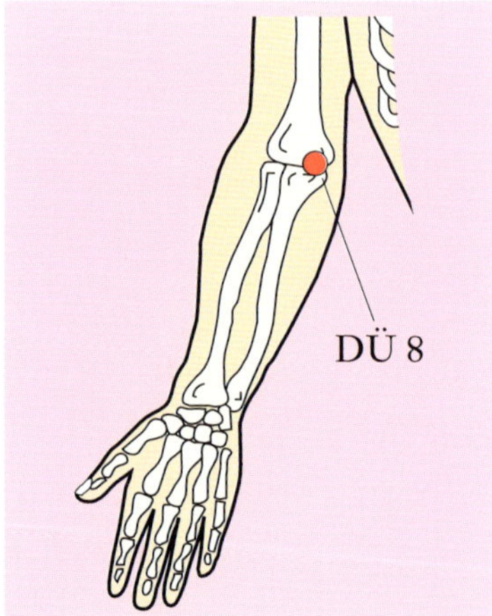

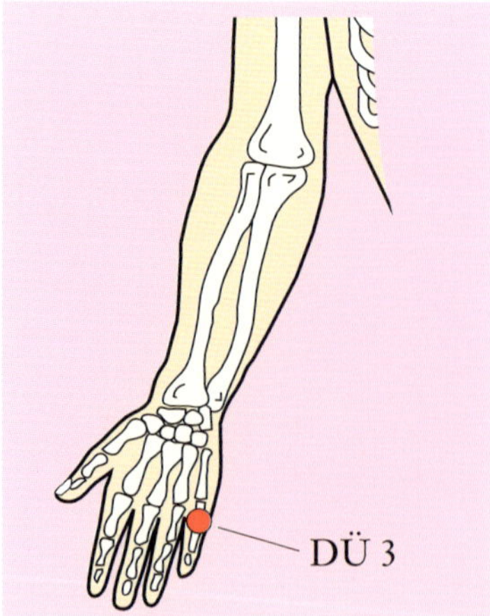

Ihre Behandlung

- *DÜ 3 – Houxi*
Dünndarm-Meridian, Punkt 3
Hautfalte des Kleinfingergrundgelenks bei geschlossener Faust

- *DÜ 8 – Xiaohai*
Dünndarm-Meridian, Punkt 8
Ellenbogengelenk

Bei Verstopfung
◷ 15–17h
Aromaöl: Geranium

Bei Durchfall
◷ 13–15h
Aromaöl: Pfefferminze

Depressionen

Depressionen sind oftmals Ausdruck tiefen seelischen Schmerzes oder die Folge eines Schockzustandes und der damit verbundenen unterdrückten Aggressionen. Solche nicht verarbeiteten Gefühle können zu langandauernder Niedergeschlagenheit führen. Wichtig für die Heilung sind Gespräche und Aufarbeitung des Konflikts, in manchen Fällen ist die Hilfe eines erfahrenen Psychotherapeuten notwendig.

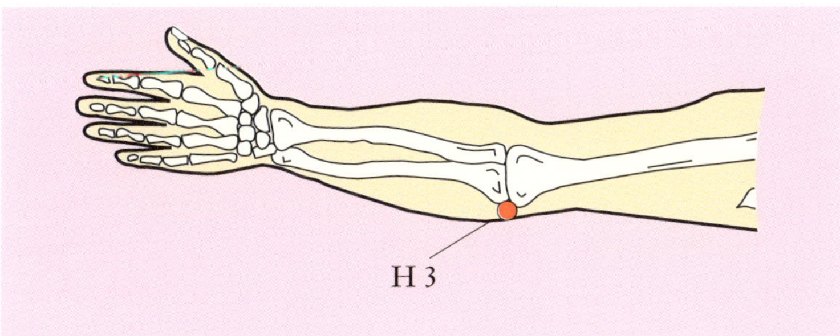

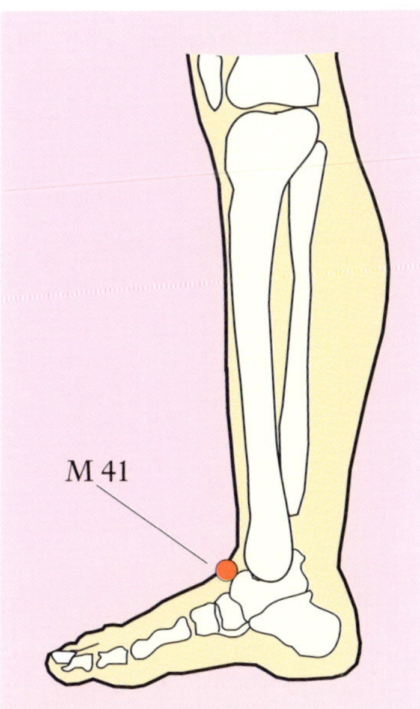

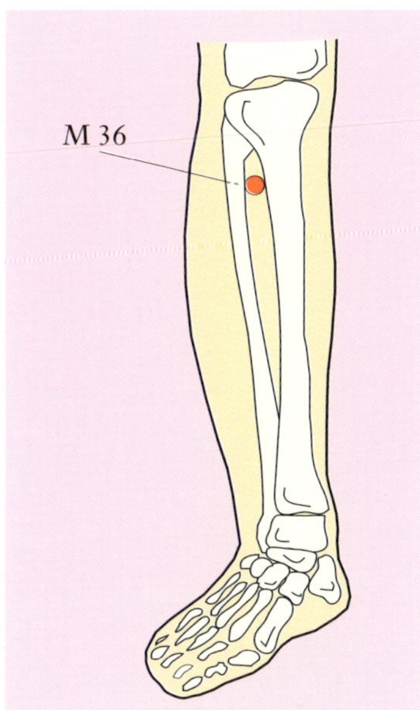

Ihre Behandlung

- *H 3 – Shaohai*
Herz-Meridian, Punkt 3
Inneres Ende der Ellenbogenfalte

- *H 7 – Shenmen*
Herz-Meridian, Punkt 7
Inneres Ende der Handgelenksfurche

- *M 36 – Zusanli*
Magen-Meridian, Punkt 36
Schienbein außen

- *M 41 – Jiexi*
Magen-Meridian, Punkt 41
Mitte der Fußwurzel

🕒 *A 13–15h, 9–11h*
Aromaöl: Orangenblüten

Durchfall

Diese unangenehme und oft schmerzhafte Darmstörung kann vielfältige Ursachen haben: verdorbene Lebensmittel, Infektionen, Darmgrippe, Nebenwirkung bei der Einnahme von Medikamenten, Stoffwechselerkrankungen oder auch Aufregungen und Streß (siehe Darmstörungen). Länger andauernder (mehr als drei Tage) Durchfall sollte auf jeden Fall ernst genommen und ein Arzt konsultiert werden, da es infolge des Flüssigkeitsverlustes zu Störungen des Säure- und Basenhaushaltes kommen kann.

Ihre Behandlung

- *M 36 – Zusanli*
Magen-Meridian, Punkt 36
Schienbein außen

- *DI 4 – Hegu*
Dickdarm-Meridian, Punkt 4
Zwischen Daumen und gestrecktem Zeigefinger, auf der Muskelerhöhung

- *DI 11 – Quchi*
Dickdarm-Meridian, Punkt 11
Äußeres Ende der Ellenbogenfalte

- *KS 6 – Neiguan*
Kreislauf-Meridian, Punkt 6
Innenseite der Unterarmmitte, Drei Fingerbreit von der Handgelenksfurche entfernt

◷ 5–7h, D 7–9h, 19–21h
Aromaöl: Geranium

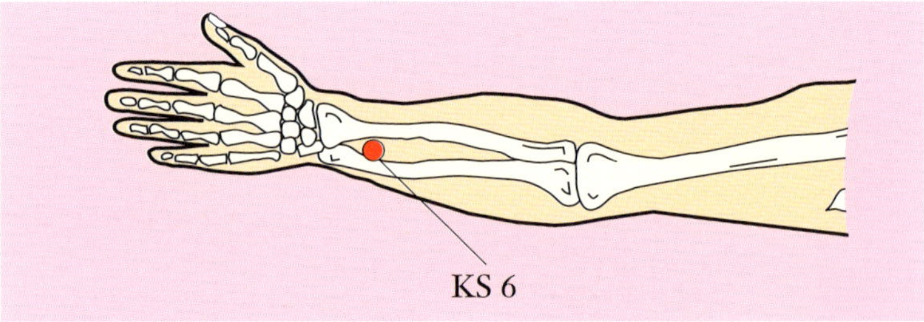

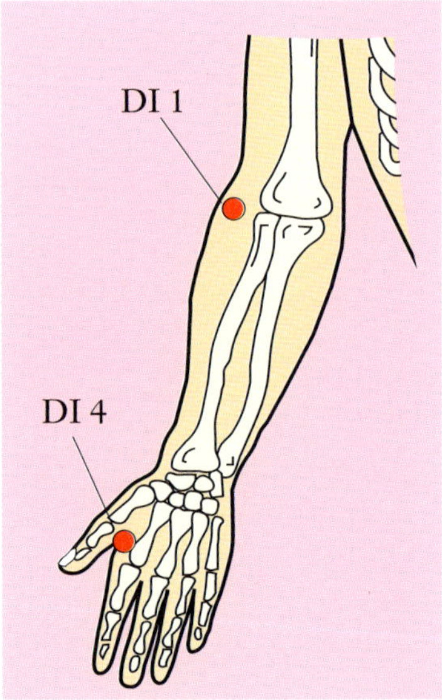

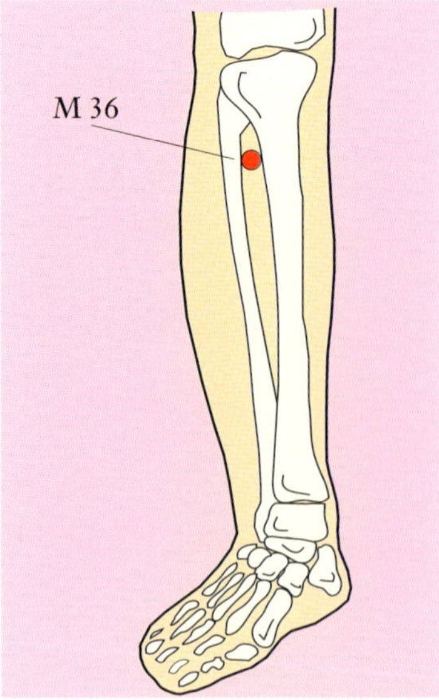

Erkältungen

Die weitaus größte Anzahl der Krankheiten, die uns mit schöner Regelmäßigkeit immer wieder aus dem Verkehr ziehen, sind Erkältungen. Die meisten Erwachsenen trifft es im Durchschnitt zwei- bis viermal im Jahr, Kinder noch öfter. Schnupfen, Heiserkeit, Halsschmerzen, Gliederschmerzen, Abgeschlagenheit und Fieber – wer kennt diese Symptome nicht? Die Palette reicht von der leichten Triefnase bis zur echten Virusgrippe, die im Extremfall sogar tödlich verlaufen kann, aber zum Glück recht selten auftritt. In jedem Fall hat das körpereigene Immunsystem versagt und muß nun wieder gestärkt werden. In der Organsprache ausgedrückt: Sie haben sich zuviel zugemutet – Ihr Körper verlangt nach einer kleinen Ruhepause – Sie haben »die Nase voll«. Also: »Husten Sie Ihrer Umgebung erstmal was«.

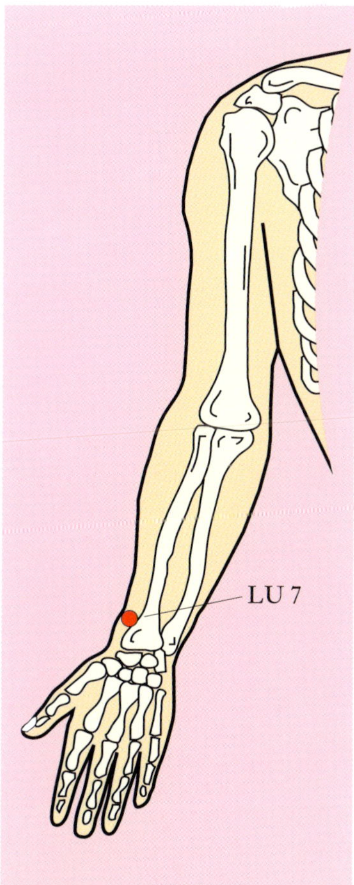

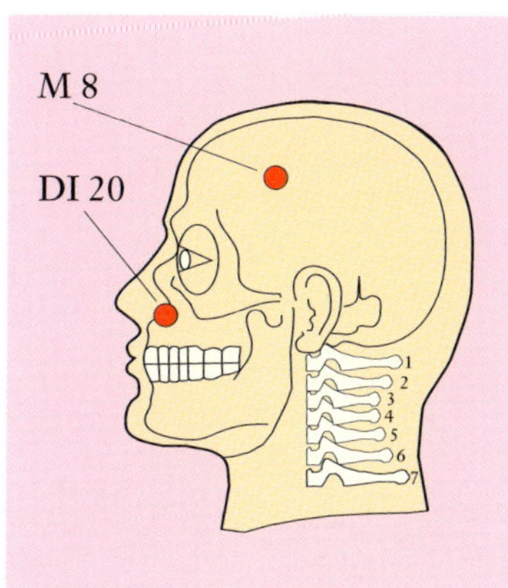

Ihre Behandlung

● *DI 20 – Yingxiang*
Dickdarm-Meridian, Punkt 20
Die seitliche Falte zwischen Nase und Oberlippe

● *M 8 – Touwei*
Magen-Meridian, Punkt 8
Am vorderen Haaransatz vor der Schlafe

● *LU 5 – Chize*
Lungen-Meridian, Punkt 5
Mitte der Ellenbogenfalte

● *LU 7 – Lieque*
Lungen-Meridian, Punkt 7
Furche zwischen Elle und Speiche

🕒 *D 5–7h, A 7–9h, 9–11h*
Aromaöl: Eukalyptus, Salbei

Füße, kalte

Kalte Füße treten sehr häufig bei Frauen auf. Hierfür kann niedriger Blutdruck oder eine Störung der Durchblutung der Beine verantwortlich sein. Oft hilft schon etwas mehr Bewegung – ein kleiner Spaziergang, etwas Gymnastik oder ähnliches –, um wieder Wärme in die Füße zu bekommen.

Abgesehen davon, daß sie eine lästige und unbequeme Angelegenheit sind, können kalte Füße in gesundheitlicher Hinsicht durchaus zu einem Problem werden. Der Körper reagiert auf Kälte in den Extremitäten, indem er die Wärme für die wichtigeren Zonen reserviert: Vereinfacht ausgedrückt spart er am Rand mit der Heizenergie, um in den lebensnotwendigen inneren Bereichen genug davon zur Verfügung zu halten.

Dabei wird auch die Temperatur in den verschiedenen Schleimhautbereichen abgesenkt. Die Folge ist, daß Viren, die sehr empfindlich gegen hohe Temperaturen sind, nun leichtes Spiel haben: Grippale Infekte treten vermehrt auf. Besonders anfällig reagiert die Harnröhre in solchen Situationen – schmerzhafte Blasenentzündungen kennt fast jede Frau mit kalten Füßen.

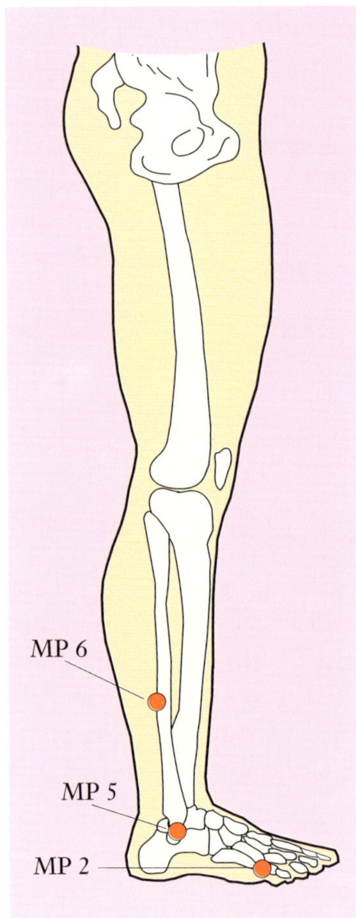

IHRE BEHANDLUNG

● *MP 2 – Dadu*
Milz-Pankreas-Meridian, Punkt 2
Mitte des Großzehengrundgelenkes

● *MP 5 – Shangqui*
Milz-Pankreas-Meridian, Punkt 5
Unterhalb des Knöchels

● *MP 6 – Sanyinjiao*
Milz-Pankreas-Meridian, Punkt 6
Drei Fingerbreit über dem Knöchel

🕒 *A 11–13h*
Aromaöl: Pfefferminze, Eukalyptus

Gallenbeschwerden

Die Gallenblase ist der Ort, wo der von der Leber produzierte Gallensaft gesammelt wird. Die Gallenblase reagiert sehr empfindlich auf Ernährungsfehler und seelische Disharmonie und rächt sich unter Umständen mit der Bildung von Gallensteinen. Gallenleiden treten sehr häufig bei Menschen auf, die ihre Aggressionen nicht frei äußern, nicht abbauen können und sie dann auf selbstzerstörerische Weise nach innen lenken. Gallensteine machen meist gar keine Beschwerden – und werden deshalb häufig zu spät bemerkt. Dann kommt es zu Schmerzen im rechten Oberbauch, die bis in den rechten Schulter- und Rückenbereich ausstrahlen können. In besonders schlimmen Fällen kommt es zur Gallensteinkolik: Heftigste Schmerzen treten mit Erbrechen und geblähtem Leib auf. In solchen Fällen muß sofort ein Arzt zugezogen werden! Auch bei Entzündungen der Gallenblase oder der Gallenwege ist eine Selbstbehandlung nicht möglich.

Mit Akupressur können Sie die reibungslose Funktion dieses wichtigen Organs unterstützen. Wenn Sie für Gallenleiden anfällig sind, sollten Sie zudem auf fette Speisen verzichten.

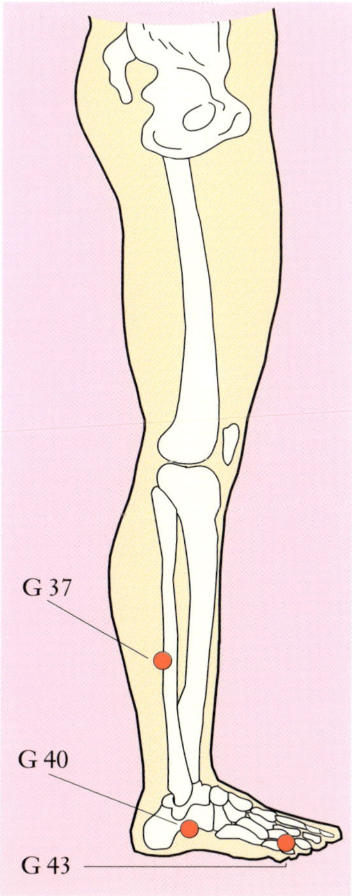

Ihre Behandlung

- *G 37 – Guangming*
  Gallenblasen-Meridian, Punkt 37
  An der Außenseite des Unterschenkels oberhalb des Knöchels

- *G 38 – Yangfu*
  Gallenblasen-Meridian, Punkt 38
  An der Außenseite des Unterschenkels vor dem Schienbeinrand

- *G 40 – Qiuxu*
  Gallenblasen-Meridian, Punkt 40
  Auf dem Fußrücken

- *G 43 – Xiaxi*
  Gallenblasen-Meridian, Punkt 43
  Außen am Grundgelenk der vierten Zehe

🕒 *D 23–2h*
Aromaöl: Grapefruit

Gelenkschmerzen

Beschwerden an Gelenken können sehr schmerzhaft sein und sogar zur Versteifung führen. Solche Leiden sind nicht an das Alter des Patienten gebunden, es können auch junge Menschen davon betroffen sein. Man muß aber nicht gleich mit dem Schlimmsten rechnen, Gelenkschmerzen können auch durch Verletzungen, Entzündungen, Zerrungen und Verstauchungen hervorgerufen werden. Nach der Organsprache sind Gelenkschmerzen mit einer gewissen Hartnäckigkeit oder mit dem Trotz des Erkrankten zu interpretieren. »Sich auf eine Sache versteifen«, »den Bogen überspannen« – dies läßt auf eine »verfahrene« Situation oder Lebenseinstellung schließen. Durch eine Überwindung der eingefahrenen verhärteten Position kann diese Blockade abgebaut werden.

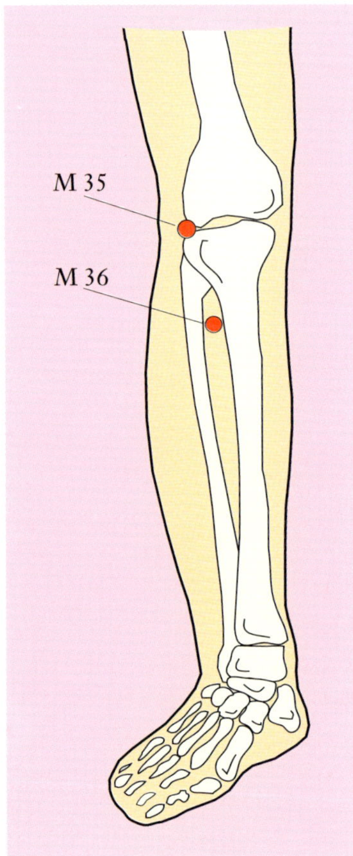

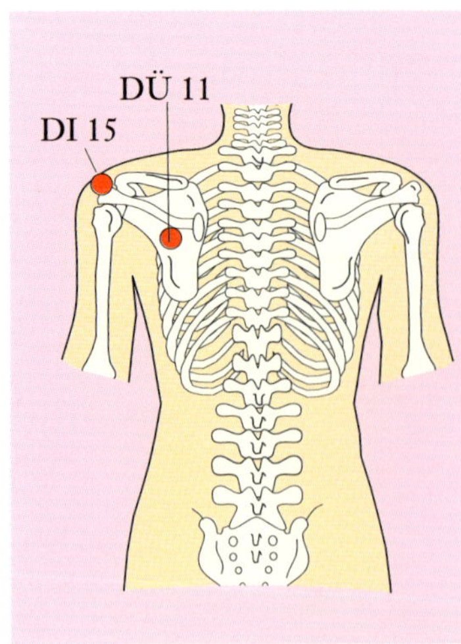

Ihre Behandlung

Bei Kniebeschwerden

- *M 35 – Dubi*
  Magen-Meridian, Punkt 35
  Außenseite des Kniegelenkes

- *M 36 – Zusanli*
  Magen-Meridian, Punkt 36
  Außenseite des Schienbeins

Bei Schulterschmerzen

- *DI 15 – Jianyu*
  Dickdarm-Meridian, Punkt 15
  Äußerer Schulterrand

- *DÜ 11 – Tianzong*
  Dünndarm-Meridian, Punkt 11
  Schulter in der Höhe des Dornfortsatzes des vierten Brustwirbels

◷ D 5–7h, D 7–9h, D 13–15h
Aromaöl: Wacholder, Eukalyptus

Haarausfall

Haarausfall kann, lokal begrenzt, am Haaransatz (an den Schläfen) oder kreisrund z. B. am Hinterkopf auftreten. Auch langsam fortschreitender Ausfall des gesamten Kopfhaares kommt häufig vor. Haarausfall oder verminderte Haarzahl wird durch eine Funktionsstörung oder Zerstörung der Haarfollikel verursacht.

Dies kann sowohl erblich bedingt sein (besonders sind hier Männer betroffen) als auch durch Infektioncn, Giftstoffe im Körper, Medikamente und hormonelle Veränderungen verursacht werden. Weiterhin kann Haarausfall durch Pilzinfektionen (Mykosen) und Streß ausgelöst werden.

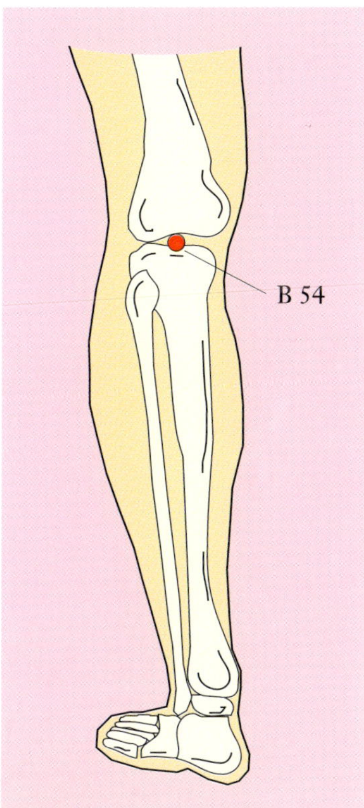

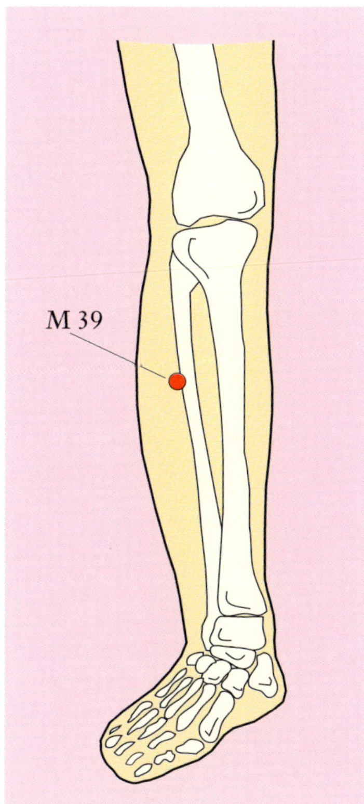

Ihre Behandlung

- *B 54 – Zhibian*
  Blasen-Meridian, Punkt 54
  In der Mitte der Kniekehle

- *M 39 – Xiajuxu*
  Magen-Meridian, Punkt 39
  Sechs Querfinger unterhalb von M 36

◷ *9–11h, A 17–19h*
Aromaöl: Rosmarin

Halsschmerzen

Halsschmerzen können als Begleitsymptom einer Erkältungen auftreten. Auch Angina tonsillaris (eitrige Angina) und andere Infektionskrankheiten können eine der möglichen Ursachen sein. In diesen Fällen sollte ein Arzt konsultiert werden, da es zu Komplikationen und Folgeerkrankungen kommen kann. Die Bedeutung im seelischen Bereich ist, daß Sie nicht mehr in der Lage sind, »alles zu schlucken«, oder zu wenig für sich selbst eintreten: Der bisher geschluckte Zorn und Ärger sollte nun artikuliert werden. Sofern es sich um leichte Halsbeschwerden handelt, können Sie mit Akupressur schnelle Erfolge erzielen.

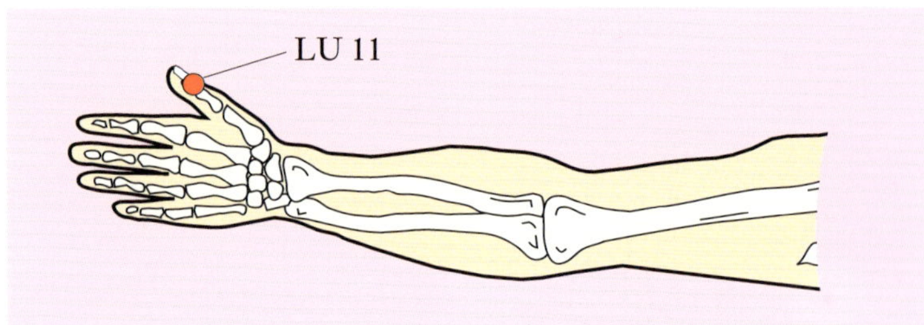

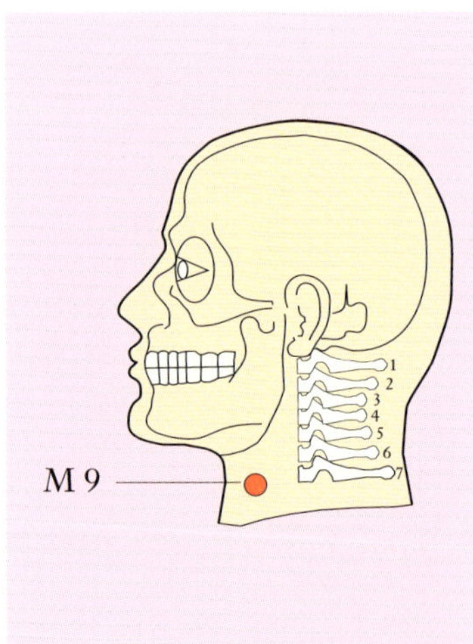

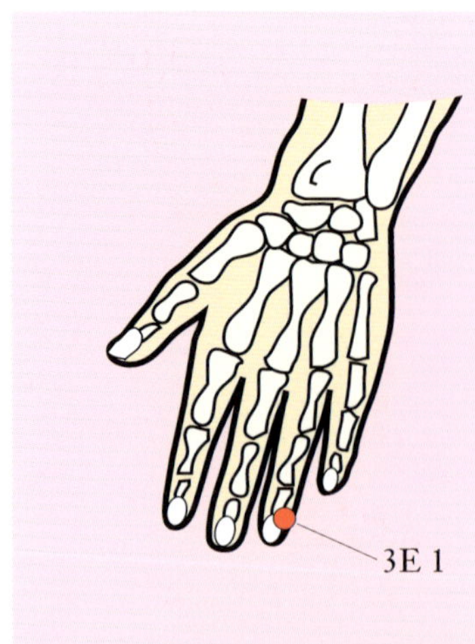

Ihre Behandlung

- *LU 11 – Shaoshang*
Lungen-Meridian, Punkt 11
Am inneren Daumenwinkel

- *M 9 – Renying*
Magen-Meridian, Punkt 9
Seitlich auf der Kehlkopferhöhung

- *3E 1 – Guanchong*
Drei-Erwärmer-Meridian,
Punkt 1 bis 3
Am Nagelwinkel des Ringfingers

◷ *D 3–5h, 7–9h, 21–23h*
Aromaöl: Sandelholz

Hämorrhoiden

Ein Volksleiden, über welches meist nur hinter vorgehaltener Hand gesprochen wird, eine schmerzhafte Angelegenheit und sehr delikat außerdem: die Hämorrhoiden. Hervorgerufen werden sie durch eine meist anlagebedingte Bindegewebsschwäche. Chronische Verstopfung und langes Sitzen tragen meistens auch zur Bildung von Hämorrhoiden, der »Zierde der Gelehrten« bei. Außerdem ist bekannt, daß Menschen, die oft der Kälte ausgesetzt sind, häufiger darunter zu leiden haben. Vorbeugen kann man am besten durch schlackenreiche Ernährung, Sport und Bewegung.

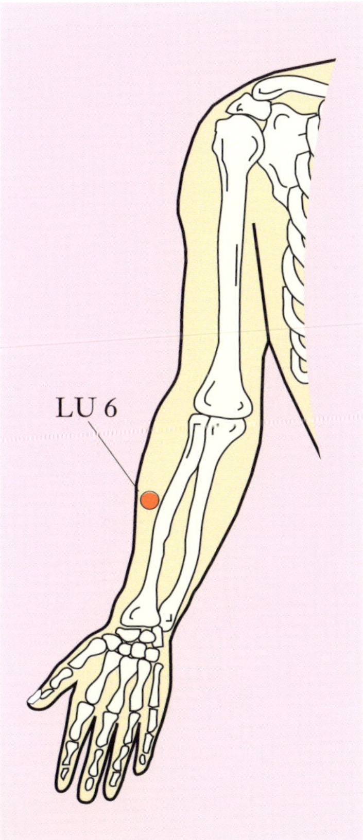

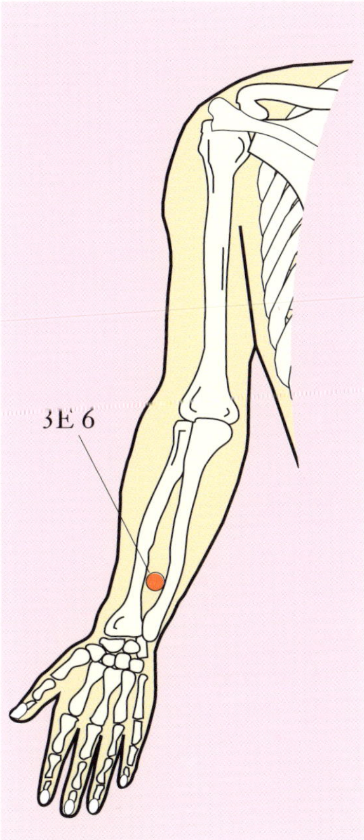

Ihre Behandlung

- *3E 6 – Zhigou*
Drei-Erwärmer-Meridian, Punkt 6
Drei Fingerbreit über der Hautfalte auf dem Handgelenksrücken

- *LU 6 – Kongzui*
Lungen-Meridian, Punkt 6
Sieben Fingerbreit oberhalb der Handwurzelfalte

◷ *D 21–23h, 3–5h*
Aromaöl: Kamille

Hexenschuß

Ein plötzlicher starker Schmerz wie aus heiterem Himmel, verbunden mit einer empfindlichen Bewegungseinschränkung, kennzeichnet den sogenannten Hexenschuß, in der Medizin bekannt unter dem Namen akute Lumbalgie.
Er wird durch eine abrupte Bewegung oder zu schweres, unsachgemäßes Heben oder Tragen ausgelöst, seine Ursachen liegen allerdings tiefer: Langjährig antrainierte Haltungsschäden durch zuwenig Bewegung, falsches Sitzen und eine dadurch erschlaffte Rückenmuskulatur machen den Haltungsapparat derart labil, daß oft schon kleine »falsche« Bewegungen oder auch leichte Kälteeinwirkungen den gefürchteten Hexenschuß auslösen können.

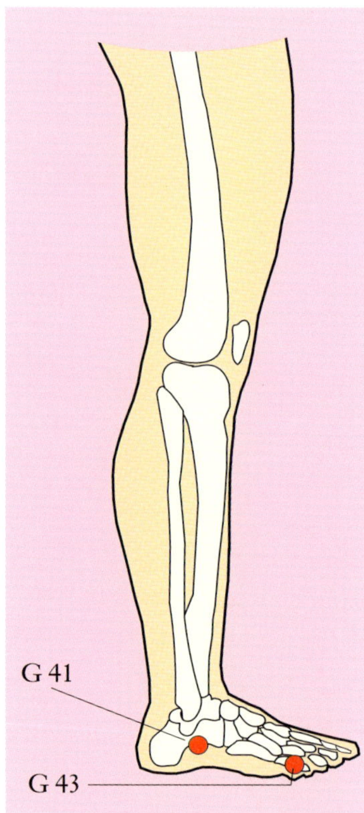

Hierbei kommt es meist zu einer Blockierung von Wirbelgelenken oder gar zu einer leichten Verschiebung zweier Wirbel. Dadurch kommt es zu einer schmerzhaften Reizung der Nervenwurzeln. Am besten helfen warme, entspannende Bäder, Einreibungen, Ruhe, aber auch sachgemäße Chiropraktik (siehe auch Bandscheibenvorfall, Seite 38).
Im akuten Stadium kann Ruhigstellung durch Bettruhe, eventuell auch durch eine orthopädische Halskrawatte (bei Hexenschuß im Halswirbelbereich) nötig sein.

IHRE BEHANDLUNG

- *G 41 – Zulinqui*
  Gallenblasen-Meridian, Punkt 41
  Auf dem Fußrücken

- *G 43 – Xiaxi*
  Gallenblasen-Meridian, Punkt 43
  Außen am Grundgelenk der vierten Zehe

◷ D 23–1h
Aromaöl: Rosmarin, Teebaumöl

Husten

Beim Hustenreflex versucht der Körper, Stoffe hinauszubefördern, die in die Atemwege gelangt sind und die freie Atmung behindern. Im Rahmen einer Erkältung tritt durch die Reizung und Entzündung der Bronchien Husten auf, um das gebildete Sekret loszuwerden. Langanhaltender Husten über einen Zeitraum von drei Wochen muß unbedingt von einem Arzt abgeklärt werden.

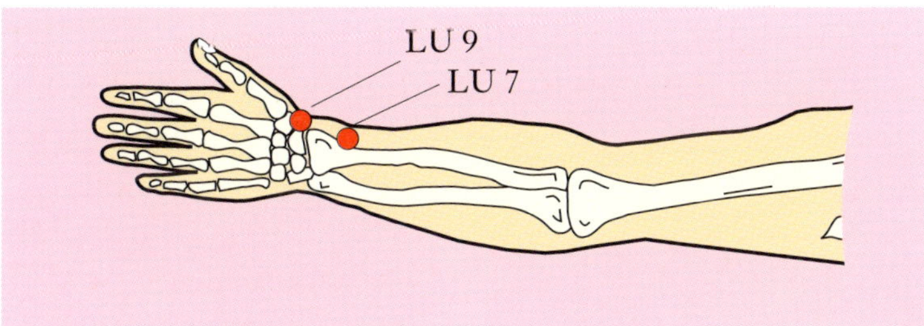

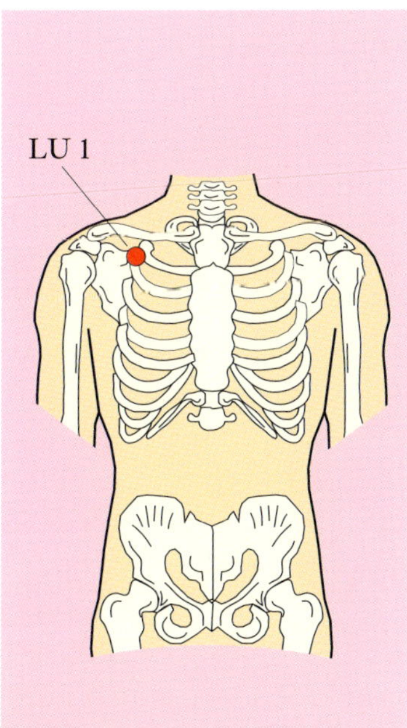

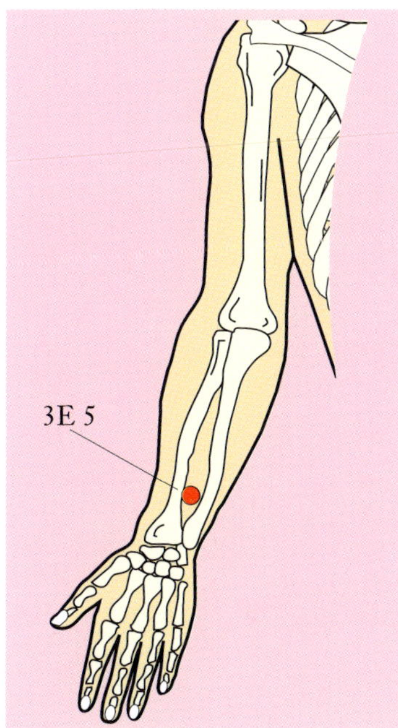

IHRE BEHANDLUNG

- *LU 1 – Zhongfu*
Lungen-Meridian, Punkt 1
Im zweiten Zwischenrippenraum

- *3E 5 – Waiguan*
Drei-Erwärmer-Meridian, Punkt 5
Unterarm, Rückseite

- *LU 7 – Lieque*
Lungen-Meridian, Punkt 7
In der Furche zwischen Elle und Speiche

- *LU 9 – Taiyuan*
Lungen-Meridian, Punkt 9
Am äußeren Ende der Handgelenksfurche

🕒 *D 3–5h, 21–23h*
Aromaöl: Salbei

Impotenz

Impotenz basiert in den meisten Fällen auf seelischen Störungen, die sich aufgrund von Überarbeitung, Streß, Versagensängsten, psychischen Spannungen und sexuellem Druck entwickelt haben. Trotzdem ist es auch hier wichtig, zuerst von einem Fachmann eventuelle organische Befunde ausschließen zu lassen.

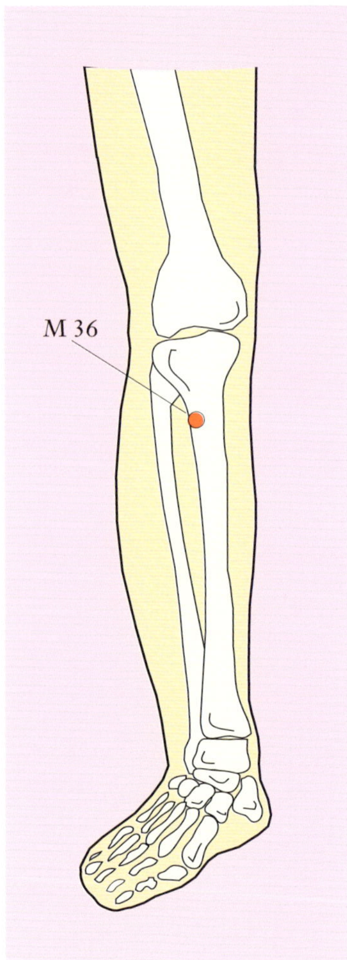

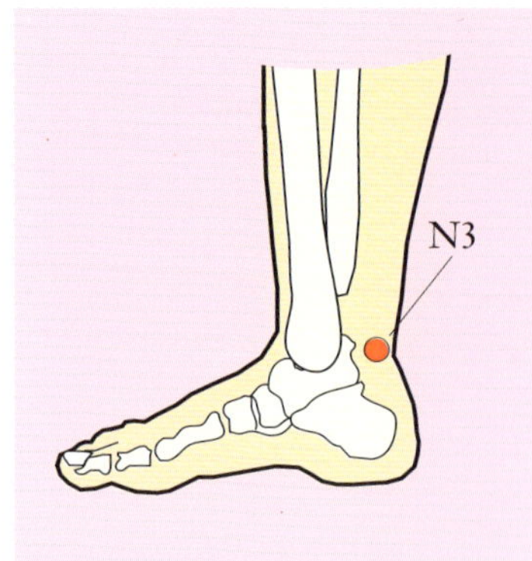

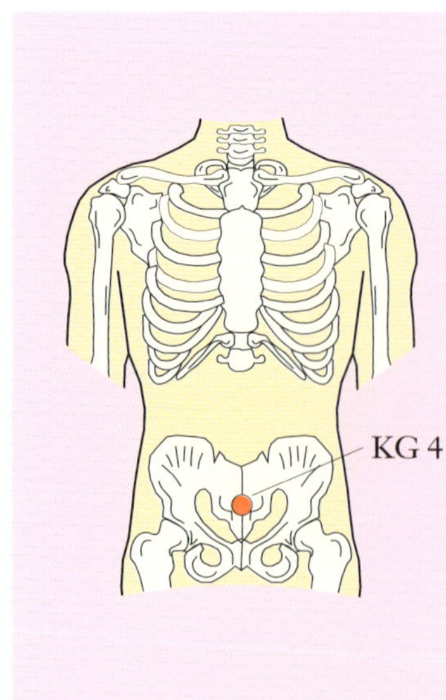

Ihre Behandlung

- *M 36 – Zusanli*
Magen-Meridian, Punkt 36
Außen am Schienbein

- *N 3 – Taixi*
Nieren-Meridian, Punkt 3
Zwischen Knöchelspitze und Achillessehne

- *KG 4 – Guanyuan*
Konzeptionsgefäß, Punkt 4
Oberhalb des Schambeines

◷ *D 7–9h, 17–18h*
Aromaöl: Ylang-Ylang

Ischias

Unter diesem Begriff versteht man Nervenschmerzen, die vom Gesäß ins Bein und eventuell bis zu den Zehen ausstrahlen. Teilweise können auch Lähmungserscheinungen auftreten. Am deutlichsten ist er zu spüren, wenn man auf dem Rücken liegend das gestreckte Bein anhebt. Hier liegt meist eine Nervenreizung oder gar ein Bandscheibenvorfall als Ursache vor: Durch Haltungsschäden wird das Gewebe der Bandscheiben nach außen gepreßt und drückt auf die empfindlichen Nerven, die durch das Rückgrat verlaufen. Die beste Vorbeugung bleibt viel Bewegung und richtige Haltung beim Sitzen und Stehen.

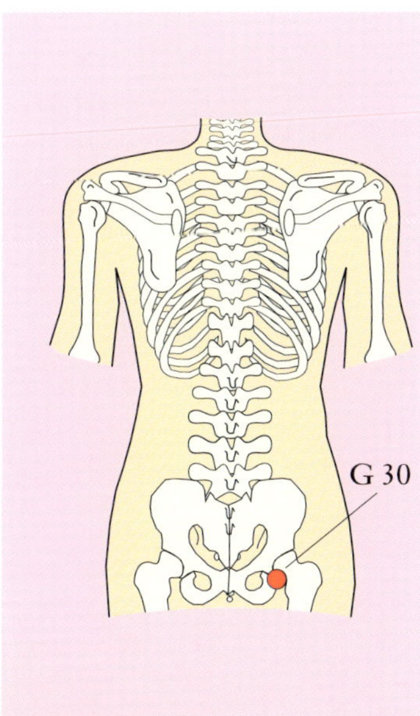

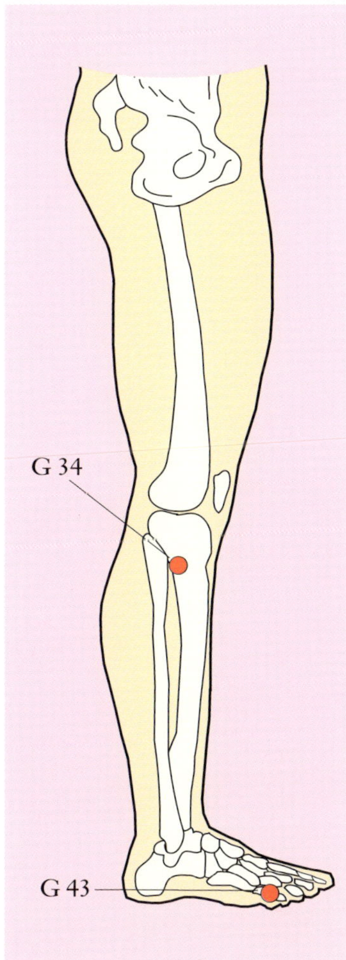

Ihre Behandlung

- *G 30 – Huantiao*
Gallenblasen-Meridian, Punkt 30
Oberes inneres Ende des Oberschenkelknochens

- *G 34 – Yanlingquan*
Gallenblasen-Meridian, Punkt 34
Grübchen neben dem oberen Wadenbeinende, außen

- *G 43 – Xiaxi*
Gallenblasen-Meridian, Punkt 43
Außen am Grundgelenk der vierten Zehe

🕒 *D 23–1h*
Aromaöl: Kamille, Sandelholz

Klimakterium

In den Wechseljahren (im Klimakterium) kommt es im Körper der Frau zu gewaltigen hormonellen Umstellungen, die ähnlich tiefgreifend wie die in der Pubertät wirken. Die auftretenden Symptome sind ähnlich denen von Menstruationsbeschwerden: Bauch- und Gliederschmerzen, Abgeschlagenheit und depressive Stimmungen, Nervosität und Kopfschmerzen sowie Hitzewallungen und Schweißausbrüche. Am meisten Probleme haben Frauen, die Schwierigkeiten haben, ihre weibliche Rolle zu akzeptieren. Vielfach kommt die – unbegründete – Angst hinzu, das Sexualleben sei nun vorbei.

IHRE BEHANDLUNG

- *B 31 – Shangliao*
Blasen-Meridian, Punkt 31
Vertiefung des Kreuzbeins

- *3E 22 – Erheliao*
Drei-Erwärmer-Meridian, Punkt 22
Oberhalb des Jochbeins

- *MP 6 – Sanyinjiao*
Milz-Pankreas-Meridian, Punkt 6
Innen zwischen Schienbein und Knöchel

◷ *9–11h, D 15–17h, 21–23h*
Aromaöl: Orangenblüten, Geranium

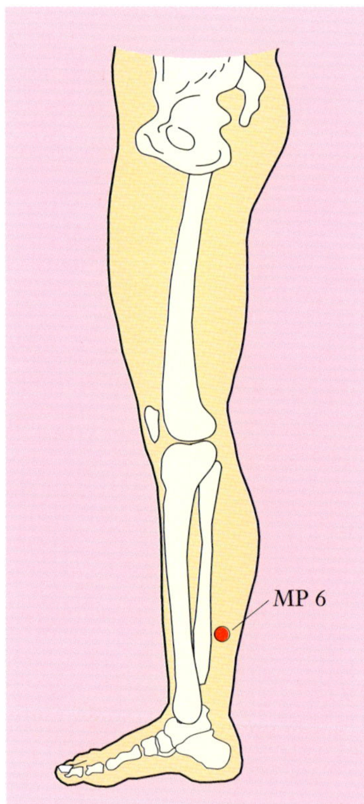

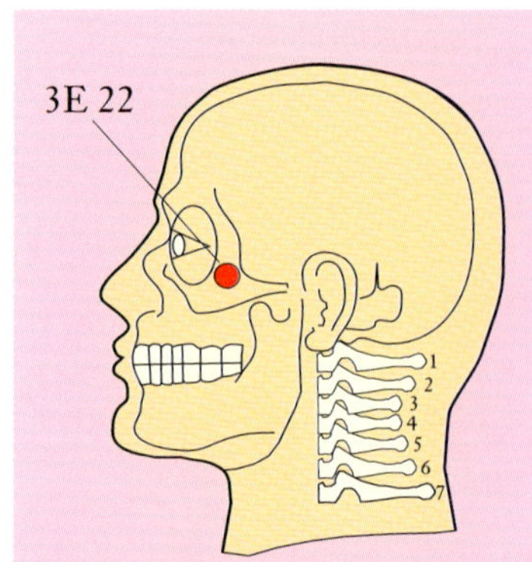

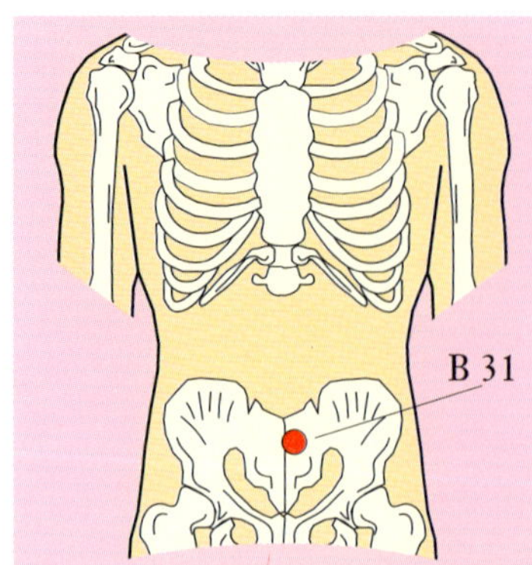

Kopfschmerzen

Kopfschmerzen können durch viele verschiedene Ursachen hervorgerufen werden und in entsprechend vielen Schmerzvarianten auftreten. Die häufigste Schmerzart tritt in Verbindung mit einer beginnenden Erkältung, Streß, Nervosität oder starker Belastung auf. Auch quälende Gedanken und Ängste können der Auslöser für Kopfschmerzen sein. Aufenthalt in verbrauchter Luft und Wetterempfindlichkeit kommen ebenfalls als Ursachen in Frage, Frauen leiden häufig während der Menstruation unter Kopfschmerzen.

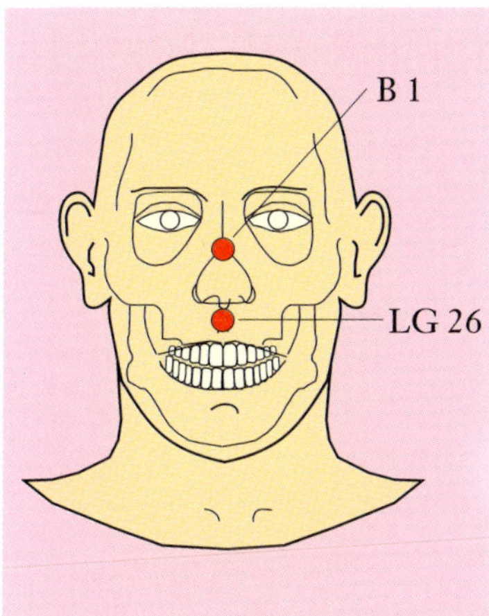

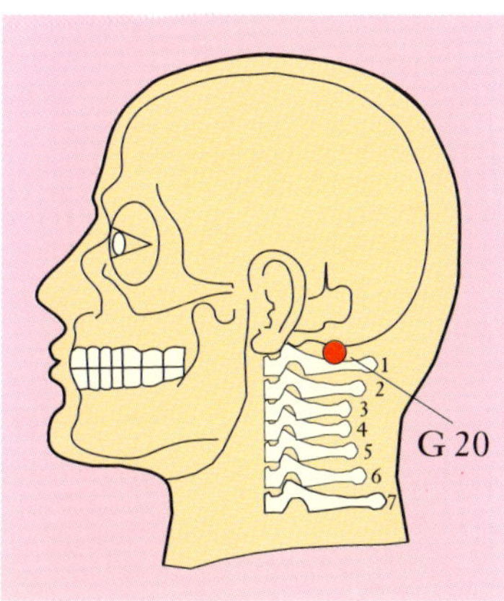

Schnelle Hilfe können Sie mit einer Vielzahl von Tabletten, schonender jedoch durch Akupressur erreichen. Wenn Ihre Kopfschmerzen häufiger oder gar regelmäßig auftreten, sollten Sie von Ihrem Arzt organische Störungen als Ursache ausschließen lassen, bevor Sie mit der Selbstbehandlung beginnen. Erhöhte Vorsicht ist auch geboten, wenn die Schmerzen nach dem Aufenthalt in der Sonne auftreten – es könnte dann ein Sonnenstich vorliegen.

Wirksam sind auch kalte Armbäder (Arme bis zum Ellenbogen für 30 Sekunden in kaltes Wasser tauchen) oder Dampfbäder mit Kräutern und ätherischen Ölen.

Ihre Behandlung

● *B 1 – Jingming*
Blasen Meridian, Punkt 1
Im Nasenwurzelwinkel

● *G 20 – Fengchi*
Gallenblasen-Meridian, Punkt 20
Unterer Hinterhauptrand

● *LG 26 – Shuigou*
Lenkergefäß, Punkt 26
Oberlippengrübchen, Mitte

◷ *D 15–17h, 23–1h*
Aromaöl: Orangenblüten, Melisse

Lidödeme

Geschwollene Augen und Tränensäcke sind störende und unschöne Erscheinungen. Meistens verschwinden sie einige Zeit nach dem Aufstehen wieder von selbst. Hält der Zustand aber fortwährend an, dann handelt es sich um eine Störung des Lymphabflusses in Zusammenhang mit einer Erhöhung des Venendruckes.

Dies kann hormonell bedingte Ursachen haben, aber auch ein Hinweis auf eine Erkrankung im Nieren- oder Blasenbereich sein – wenn die Stauungen also nicht abklingen wollen, sollten Sie einen Facharzt zu Rate ziehen. Möglich ist auch, daß Ihr Blutdruck nachts im Liegen sehr stark absinkt, und als Folge davon sehen Sie am nächsten Morgen mit geschwollenen Augen in den Spiegel. Menschen, die häufig unter Lidödemen und geschwollenen Tränensäkken leiden, wollen meist ihren Problemen »nicht ins Auge sehen« bzw. sie »verschließen ihre Augen vor den Problemen«.

Liegen allerdings nur Übermüdung, Streß, übermäßiger Alkoholgenuß oder ähnliches als Ursache vor, können Sie mit Akupressur ein schnelles Abschwellen erreichen.

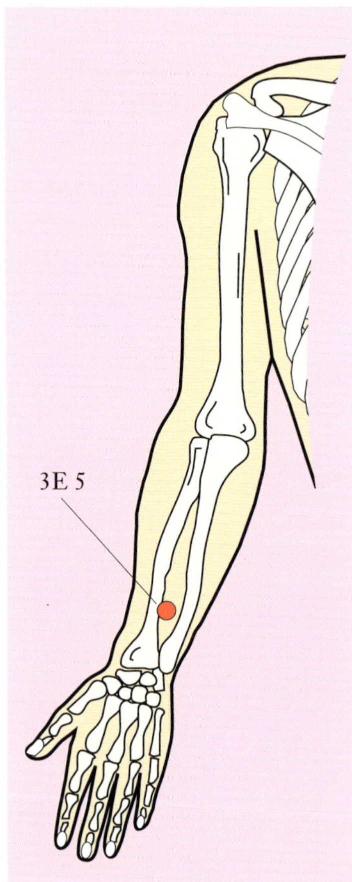

IHRE BEHANDLUNG

● *3E 5 – Waiguan*
Drei-Erwärmer-Meridian, Punkt 5
Rückseite des Unterarms

◷ *A 23–1h*
In diesen Fällen kein Aromaöl, sondern kalte Kompressen mit Augentrost oder Lindenblüten auf die Augen legen

Magenbeschwerden

Redewendungen wie »Diese Trennung habe ich bis heute nicht verdaut« und »Dieser Vorfall war wie ein Schlag in die Magengrube« zeigen uns, wie stark der Magen mit unseren Emotionen gekoppelt ist. Magengeschwüre resultieren oft aus jahrelangem Ärger und verdrängten Konflikten. Streß produziert zuviel Magensäure, die führt zu einer Übersäuerung des Magens und damit zur Entstehung von Magengeschwüren. Zusätzlich sind Bakterien beteiligt.
Manches ist einem zwar »sauer aufgestoßen«, aber man hat lieber geschwiegen und alles in sich »hineingefressen«. Den Magenkranken fehlt oft das Selbstvertrauen, das nötig ist, um Konflikte konstruktiv lösen zu können. Sie sollten lernen, ihren Konflikten offensiv zu begegnen, statt Aggressionen auf selbstzerstörerische Weise gegen sich selbst zu richten.

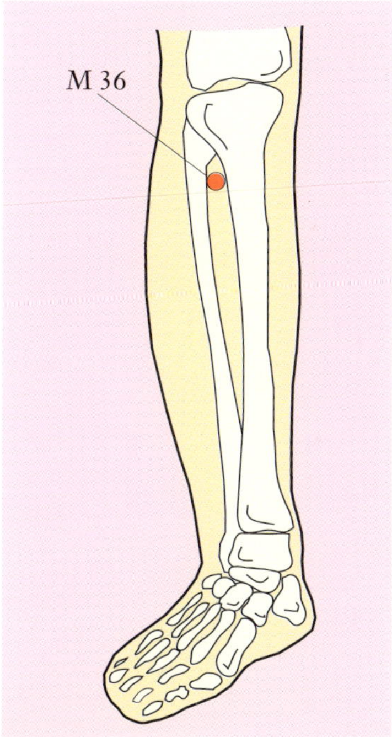

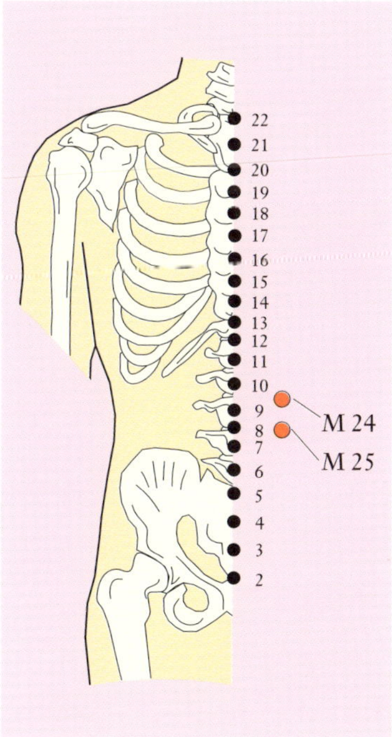

IHRE BEHANDLUNG

- *M 24 – Huaroumen*
Magen-Meridian, Punkt 24
Seitlich über dem Nabel

- *M 25 – Tianshu*
Magen-Meridian, Punkt 25
Seitlich zwischen Nabel und Darmbeinmitte

- *M 36 – Zusanli*
Magen-Meridian, Punkt 36
Außen am Schienbein

◷ *D 7–9h*
Aromaöl: Pfefferminze

Menstruationsbeschwerden

Fast alle Frauen haben zeitweise oder regelmäßig auftretende Menstruationsbeschwerden und erleben sie auf verschiedene Art und Weise: in Form von Kopf-, Bauch- und Rückenschmerzen, Müdigkeit, Abgeschlagenheit sowie depressiven Verstimmungen oder Reizbarkeit. Der Grund hierfür sind leichte Störungen des Hormonhaushaltes und Streß. Hiervon zu unterscheiden sind die Beschwerden vor Beginn der Menstruation, das sogenannte Prämenstruelle Syndrom (siehe Seite 65).

Organsprachlich haben alle Formen von Menstruationsbeschwerden ihre Ursache in der Ablehnung der eigenen Weiblichkeit. Viele Frauen überfordern sich und ihren Körper ständig, dies bildet eine ideale Voraussetzung für Menstruationsprobleme.

Ihre Behandlung

- *KG 4 – Guanyuan*
  Konzeptionsgefäß, Punkt 4
  Oberhalb des Schambeines

- *MP 1 – Yinbai*
  Milz-Pankreas-Meridian, Punkt 1
  Im Winkel des Großzehennagels, Fußinnenseite

- *MP 4 – Gongsun*
  Milz-Pankreas-Meridian, Punkt 4
  In der Mitte der Fußinnenseite

◷ *D 9–11h*
Aromaöl: Wacholder, Rosenholz

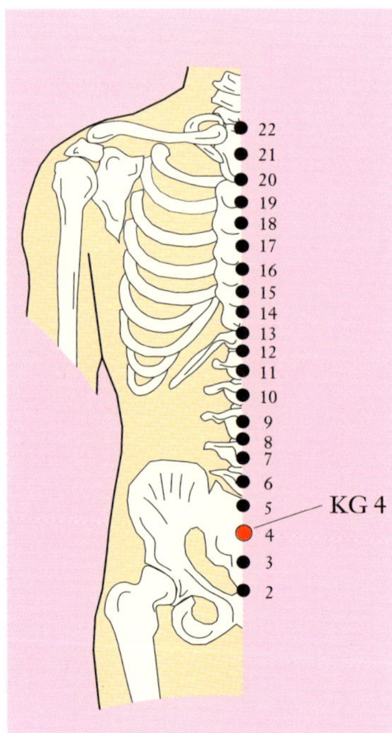

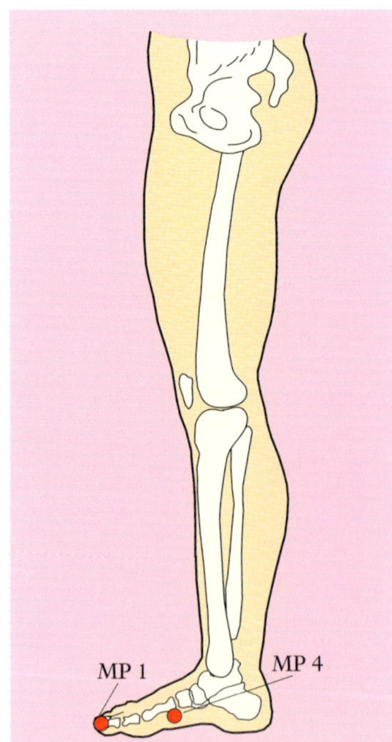

Migräne

Unter Migräne versteht man krampfartige, sehr starke Kopfschmerzen, die mit Augenflimmern, Sehstörungen, Gleichgewichtsstörungen, Durchfall und Erbrechen einhergehen. Wie diese enormen Schmerzen physisch zustande kommen, weiß die medizinische Forschung bis heute nicht genau. Sicher ist, daß die Anlage dazu vererbbar ist. Auslösende Faktoren können unterschiedlichster Art sein, etwa Streß (auch plötzliche Ruhe nach Streßbelastung), Licht- oder Geruchsreize sowie bestimmte Nahrungsmittel oder (vor allem bei Frauen) hormonelle Faktoren.

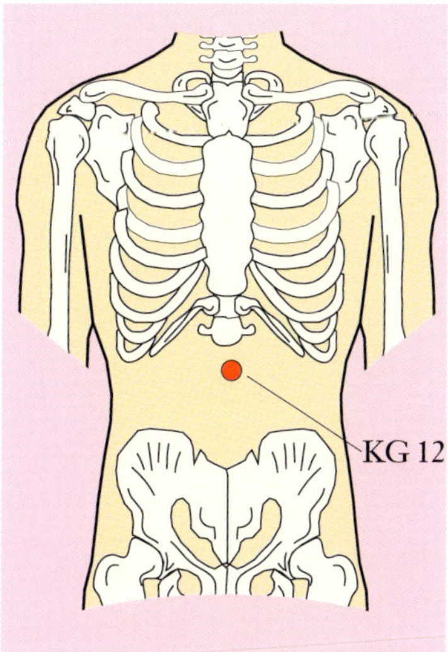

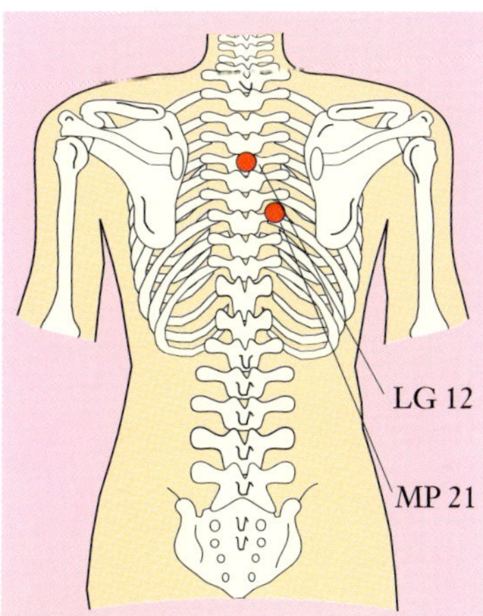

Als Reaktion verengen sich Gehirn- und Hirnhautgefäße; Botenstoffe, die bestimmte Reaktionen im Gehirn steuern, dringen durch die Gefäßwände und reizen so vermutlich Nerven: Es kommt zum Kopfschmerz.

Seelische Ursachen werden meist in Selbstbestrafung, in nicht gelebter Sexualität oder in ganz bestimmten Ängsten gesucht.

Ein Arztbesuch ist meist ratsam, da die Schmerzen bisweilen das erträgliche Maß überschreiten und starke Medikamente nötig sind.

Ihre Behandlung

- *KG 12 – Zhongwan*
  Konzeptionsgefäß, Punkt 12
  Vier Fingerbreit über dem Nabel

- *MP 21 – Dabao*
  Milz-Pankreas-Meridian, Punkt 21
  Zwischenrippenraum

- *LG 12 – Shenzu*
  Lenkergefäß, Punkt 12
  Dornfortsatz des dritten Brustwirbels

D 9–11h
Aromaöl: Majoran

Müdigkeit

Müdigkeit kann Ausdruck von Mineralmangel (z. B. Eisenmangel; bei häufiger Müdigkeit vom Arzt klären lassen) sein oder kann durch Überlastung, Erschöpfung und als Begleitsymptom von Erkrankungen auftreten. Bei Krankheiten (vor allem Infekten) ist Müdigkeit Ausdruck des Abwehrkampfes im Körper: Ihr Immunsystem braucht jetzt alle Kraft – tun Sie sich etwas Gutes und schlafen Sie sich gesund.

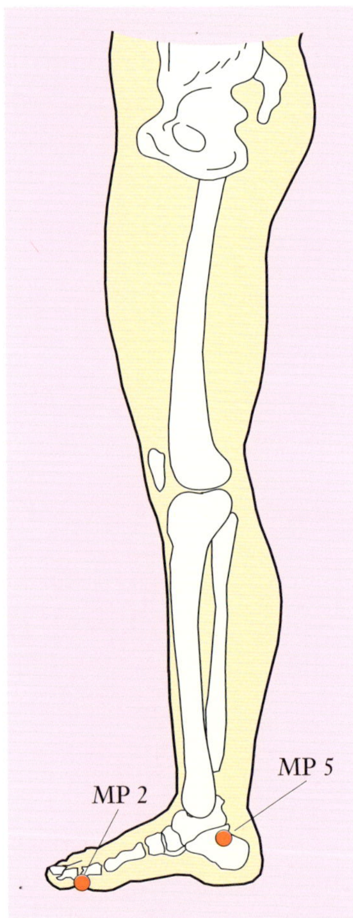

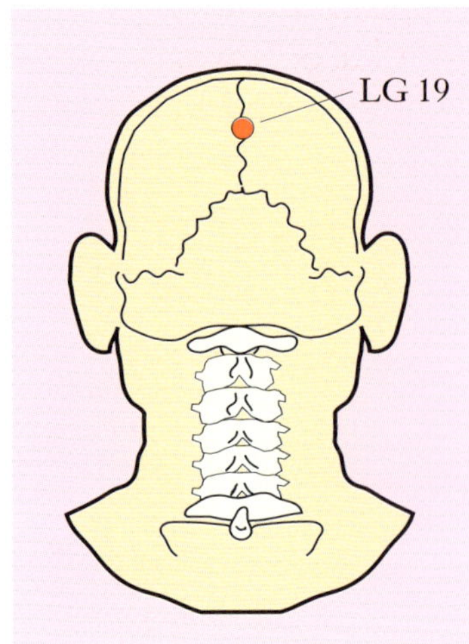

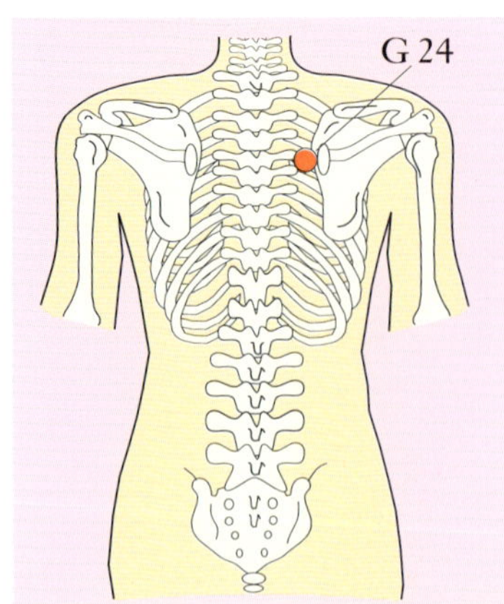

IHRE BEHANDLUNG

- *MP 2 – Dadu*
  Milz-Pankreas-Meridian, Punkt 2
  Großzehengrundgelenk, Fußinnenseite

- *MP 5 – Shangqui*
  Milz-Pankreas-Meridian, Punkt 5
  Oberhalb des Sprunggelenkes

- *G 24 – Riyue*
  Gallenblasen-Meridian, Punkt 24
  Sechster Zwischenrippenraum

- *LG 19 – Houding*
  Lenkergefäß, Punkt 19
  Hinterhauptfontanelle

🕒 *A 11–13h, 1–3h*
Aromaöl: Pfefferminze

Nebenhöhlenentzündung

Bei einer Nebenhöhlenentzündung sind die pneumatischen Räume der Schädelbasis und des Gesichtsschädels entzündet – und zwar oft sehr schmerzhaft. Da sie mit den Nasenhaupthöhlen (also Mund- und Nasenraum) in direkter Verbindung stehen, sind sie für die Bakterien, die im Atemluftstrom in die Nase kommen, sehr leicht zugänglich.
Nebenhöhlenentzündungen sind oft mit Müdigkeit, Abgeschlagenheit und Kopfschmerzen verbunden. Typisch ist der verstärkte Schmerz bei nach unten gehaltenem Kopf. Neben Akupressur sind Inhalationen mit Kamillen- oder Eukalyptusdämpfen ein probates Mittel.

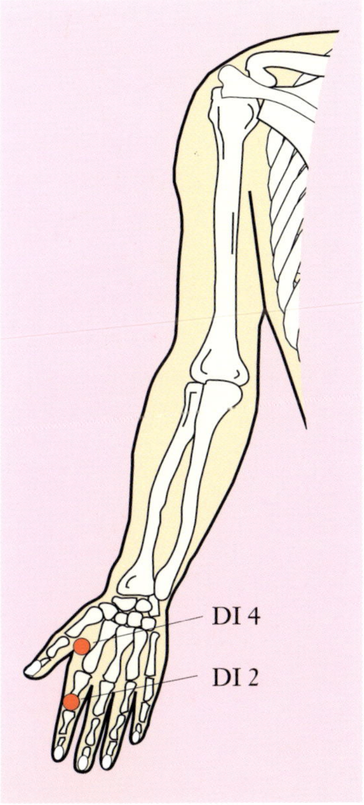

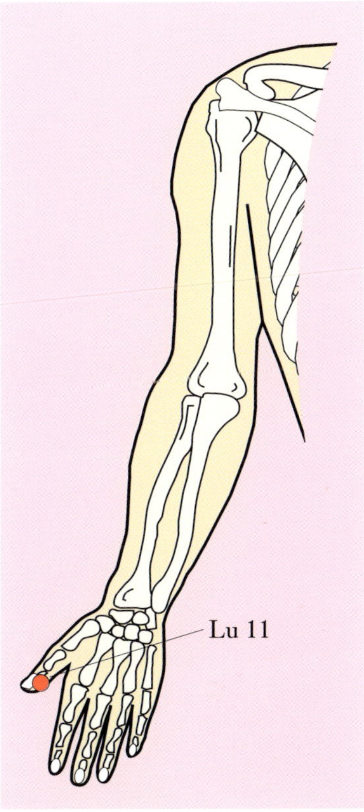

Ihre Behandlung

- *LU 11 – Shaoshang*
Lungen-Meridian, Punkt 11
Am inneren Daumenwinkel

- *DI 4 – Hegu*
Dickdarm-Meridian, Punkt 4
Daumen an den ausgestreckten Zeigefinger pressen, dadurch bildet sich ein Muskelbauch – der höchste Punkt dieses Muskelbauches stellt den entsprechenden Akupressurpunkt dar

- *DI 2 – Erjian*
Dickdarm-Meridian, Punkt 2
Am zweiten Fingerglied des Zeigefingers

D 3–5h, 5–7h
Aromaöl: Eukalyptus, Kamille

Nervosität

Nervosität stellt heute ein weitverbreitetes Leiden dar, das häufig bereits bei Kindern auftritt. Sie wird hervorgerufen durch eine Fehlsteuerung des Nervensystems, die durch ständige Reizüberflutung und Überforderung entsteht.

Nervosität ist sehr häufig mit folgenden Symptomen verbunden: Schlaflosigkeit, Herzjagen, übermäßiges Schwitzen, Angstzustände und innere Unruhe.

Bei akuten Zuständen können Sie mit Akupressur schnell beruhigend einwirken. Für eine langfristige Behandlung müssen Sie Ihre Lebensumstände hinterfragen. Versuchen Sie Streß im Beruf abzubauen, in der Freizeit Ausdauersportarten ohne Erfolgszwang auszuüben, Bücher zu lesen statt zwischen Fernsehkanälen hin und her zu zappen.

Autogenes Training, Yoga oder Meditation können Ihnen helfen, ausgeglichener und gelassener zu werden.

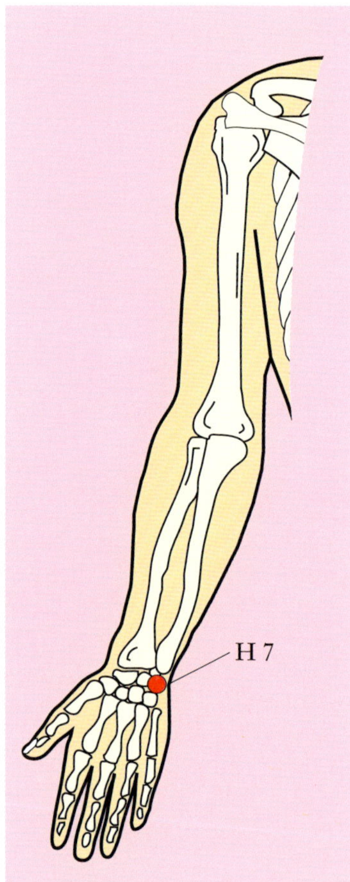

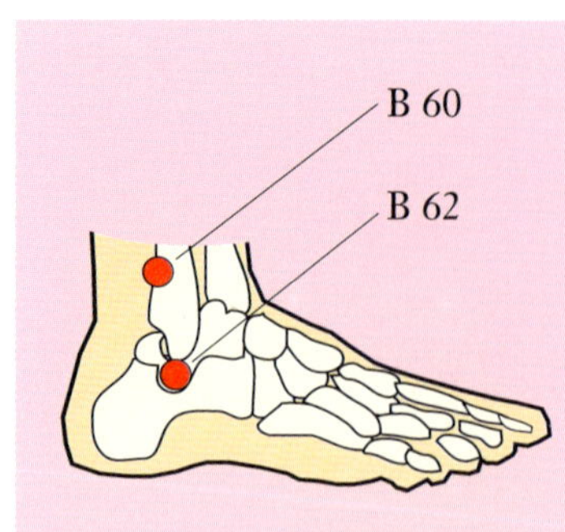

IHRE BEHANDLUNG

- *H 7 – Shenmen*
  Herz-Meridian, Punkt 7
  Handgelenksfurche

- *B 60 – Kunlun*
  Blasen-Meridian, Punkt 60
  Außenseite Fersenbein

- *B 62 – Shenmai*
  Blasen-Meridian, Punkt 62
  Zwei Fingerbreit unterhalb des Fußknöchels

◷ D 11–13h, 15–17h
Aromaöl: Sandelholz

Prämenstruelles Syndrom

Die Tage vor den Tagen werden oft von Völlegefühl, Wassereinlagerungen im Gewebe, Bauch- und Rückenschmerzen begleitet. Kopfschmerzen bis hin zum Migräneanfall, Melancholie, Eßlust, Heißhunger auf Süßes sowie Depressionen und Aggressionen treten ebenfalls häufig auf.

Ursache hierfür ist eine hormonelle Umstellung in Verbindung mit Vitamin-B-Mangelzuständen.

Lassen Sie auf jeden Fall die genaue Ursache von Ihrem Arzt klären. Bei akutem Zustand kann Akupressur Linderung bringen.

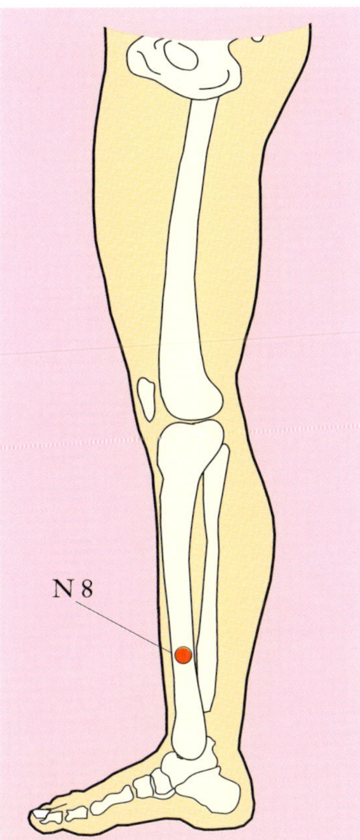

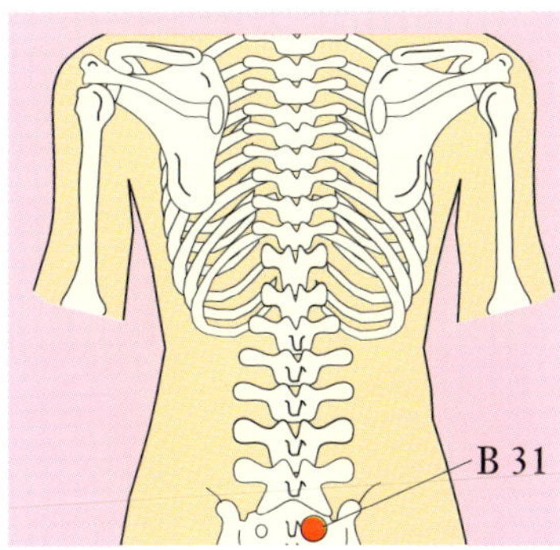

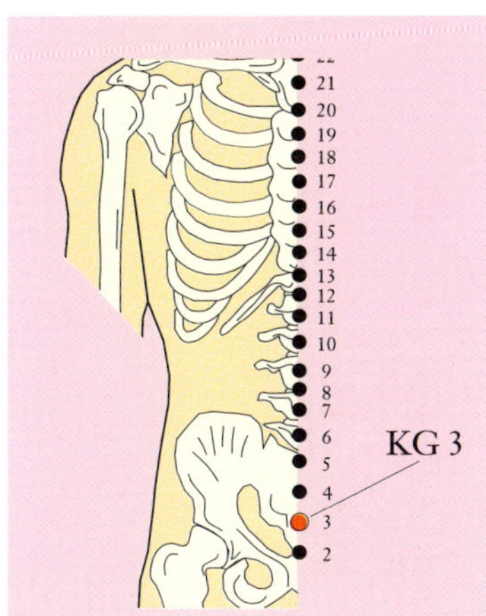

Ihre Behandlung

- *KG 3 – Zhongji*
Konzeptionsgefäß, Punkt 3
An der Verbindungslinie zwischen Schambein und Nabel

- *N 8 – Jiaoxin*
Nieren-Meridian, Punkt 8
Am Unterschenkel, drei Fingerbreit oberhalb des inneren Knöchels

- *B 31 – Shangliao*
Blasen-Meridian, Punkt 31
In der Vertiefung des Kreuzbeins

D 15–17h, D 17–18h
Aromaöl: Salbei

Reisekrankheit

Durch fehlende Koordinationsmöglichkeit des Gleichgewichtsorgans kommt es zur sogenannten Reisekrankheit – im Sonderfall zur Seekrankheit –, die mit starker Übelkeit und Erbrechen einhergehen kann.

Eine einfache Vorbeugungsmaßnahme, die bei vielen Menschen Wirkung zeigt, ist die Konzentration auf weit entfernte Punkte: Schauen Sie beim Autofahren auf die Berge oder den Wald, bei Seefahrten auf den Horizont. Beim Lesen in einem schwankenden Verkehrsmittel kommt Ihr Gleichgewichtssinn, der die Schaukelei registriert, in Konflikt mit Ihrer visuellen Wahrnehmung, die auf einen festen Punkt konzentriert ist. Also lassen Sie das Lesen besser sein.

Ansonsten: Sorgen Sie für frische Luft, und akupressieren Sie die hier empfohlenen Punkte.

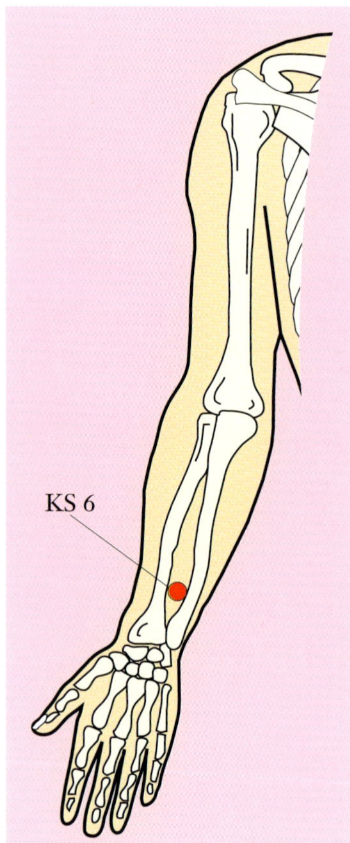

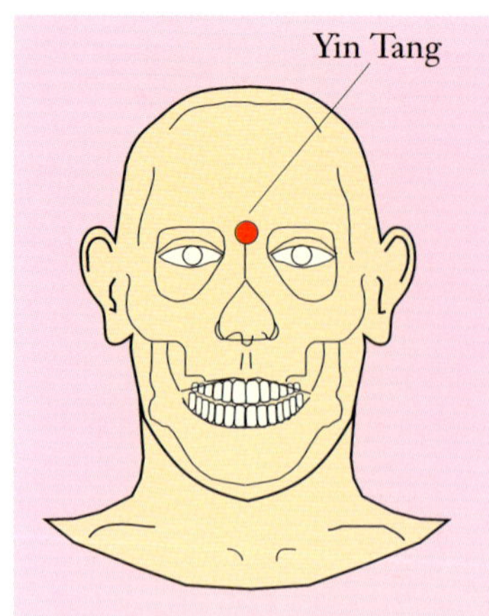

Ihre Behandlung

- *KS 6 – Neiguan*
  Kreislauf-Meridian, Punkt 6
  Innenseite der Unterarmmitte, Drei Querfinger oberhalb der Handgelenksfurche

- *Yin Tang*
  Zwischen den Augenbrauen

🕒 D 19–21h
Aromaöl: Kamille

Rheumatische Schmerzen

Rheuma ist eigentlich ein Sammelbegriff für vielfältige Gelenkerkrankungen. Zu den rheumatischen Erkrankungen gehört u.a. die Arthrose (siehe auch Seite 34), eine Abnützungserscheinung, die mit Bewegungseinschränkungen und Spannungen beginnt und im weiteren Verlauf zu Gelenkschmerzen bis hin zur Gelenksteife führt.

Die Arthritis (siehe ebenfalls Seite 34) ist eine entzündliche Erkrankung der Gelenke, die von Appetitlosigkeit und Gewichtsverlust begleitet wird, und dann nacheinander Finger-, Hand-, Schulter-, Knie-, Fuß- und Hüftgelenke betreffen kann. In den schlimmsten Fällen kann der Patient im Rollstuhl landen.

Der Weichteilrheumatismus befällt nicht die Gelenke direkt, sondern die umgebenden Sehnen, Nerven und Muskeln. Bekannteste Beispiele sind der Tennisarm (siehe Seite 72) oder die sogenannte »akute Schulter« mit Schmerzen im Ellbogen- bzw. Schultergelenk.

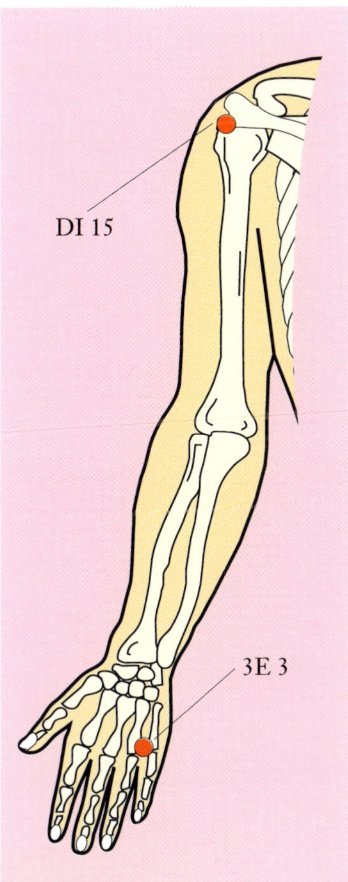

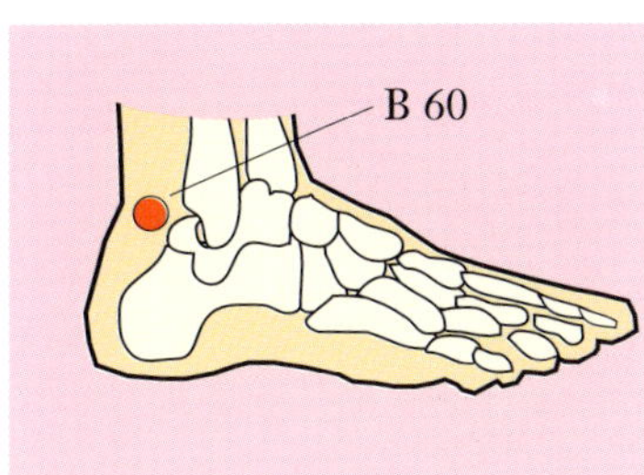

IHRE BEHANDLUNG

- *DI 15 – Jianyu*
  Dickdarm-Meridian, Punkt 15
  Äußerster Schulterrand

- *3E 3 – Zhongzu*
  Drei-Erwärmer-Meridian, Punkt 3
  Am Grundgelenk des Ringfingers

- *B 60 – Kunlun*
  Blasen-Meridian, Punkt 60
  Äußeres Fersenbein

🕒 *D 5–7h, 15–17h, 21–23h*
Aromaöl: Kamille, Teebaumöl

Rückenschmerzen

Mehr als 20 Prozent der Bundesbürger, darunter immer mehr junge Menschen, leiden unter Rückenproblemen. Erscheinungsformen können einfache Schwäche- und Abnutzungserscheinungen, rheumatische Erkrankungen (siehe Seite 67) oder Bandscheibenvorfälle (siehe Seite 38) sein.
Daß mangelnde Bewegung und falsche Haltung die Hauptursache sind, liegt auf der Hand. Wer keinen Sport treibt, wer den ganzen Tag im Büro auf einem unpassenden Sitzgerät verbringt, der braucht sich nicht zu wundern, wenn sein Rücken irgendwann reagiert.
Auch psychische Probleme wirken sich unmittelbar auf den Rücken aus. Beobachten Sie sich selbst und Ihre Körperhaltung, ob Sie sich von Ihren Problemen niederdrücken lassen, ob Sie zu sehr belastet sind.

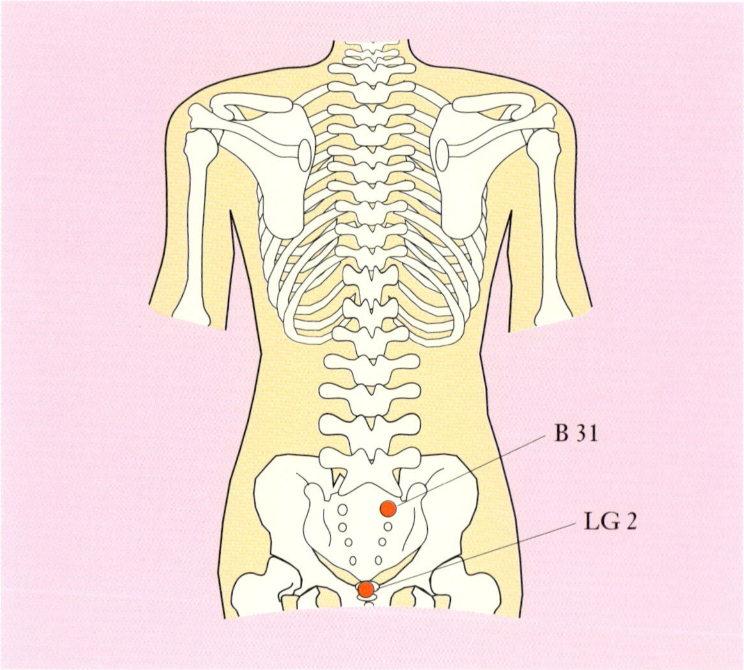

IHRE BEHANDLUNG

- *LG 2 – Yaoshu*
  Lenkergefäß, Punkt 2
  Am Ende der Gesäßfalte zwischen Steiß- und Kreuzbein

- *B 31 – Shangliao*
  Blasen-Meridian, Punkt 31
  In der Vertiefung des Kreuzbeins

🕒 *D 15–17h*
Aromaöl: Sandelholz

Schuppenflechte (Psoriasis)

Diese erblich bedingte Hauterkrankung beantwortet äußerliche, aber auch innere Reize mit herdförmigen Entzündungen und Schuppungen. Beim Kratzen treten Blutströpfchen aus. Bei Kleinkindern und in hohem Alter tritt die Schuppenflechte recht selten auf, wenn jedoch Kleinkinder befallen sind, kann der Krankheitsverlauf sehr schwer sein.
Die Schuppenflechte ist nicht ansteckend, obwohl dies oft befürchtet wird, und befällt bevorzugt Kopf, Haaransatz, Ohren, Ellenbogen, Knie und Rücken- und Analregion.
Hilfreich bei der Heilung ist eine fischreiche Kost. Auch der Aufenthalt an Sonne und frischer Luft (Kuren im Gebirge oder an der See) sind sinnvoll.
Da gerade bei Hauterkrankungen die seelischen Aspekte eine große Rolle spielen, ist es kein Wunder, daß die Schuppenflechte verstärkt bei starken Streßbelastungen und seelischen Konflikten auftritt. Überdenken Sie also auch Ihre aktuelle Lebenssituation, ob Ihnen etwas »unter die Haut geht« oder etwas »hautnah« gekommen ist, was Sie sich eigentlich vom Leib halten wollten, oder ob Sie generell »eine zu dünne Haut« haben.

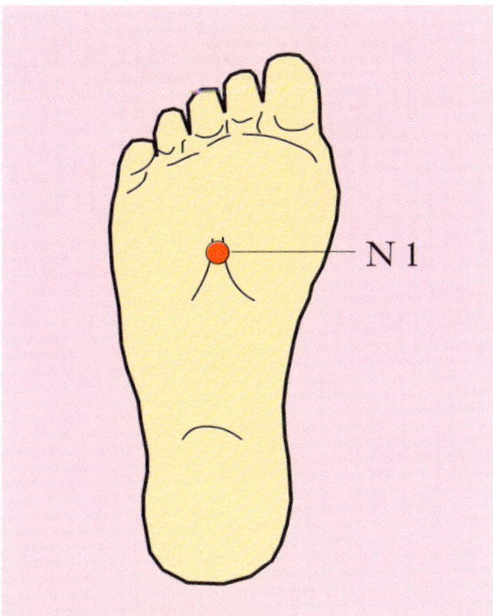

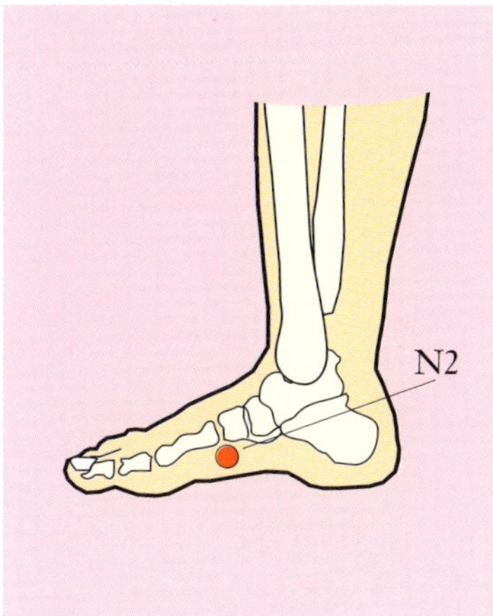

Ihre Behandlung

- *N1 – Yongquan*
Nieren-Meridian, Punkt 1
Auf der Fußsohle, von der Mittelfurche nach außen in der Höhe des Fußballens

- *N2 – Rangu*
Nieren-Meridian, Punkt 2
An der Fußinnenseite, unterhalb des Kahnbeinvorsprunges

🕒 *D 17–18h*
Aromaöl: Bergamott

Schwangerschaft

Die Frauen von heute planen ihre Schwangerschaft meistens sehr sorgfältig und überlassen nichts dem Zufall. Sie haben eine positive Einstellung zu ihrem Körper und sind besonders während der Schwangerschaft sehr verantwortungsbewußt. Sie bemühen sich um eine ausgewogene Ernährung und um ihren Körper.

Ihre starke mentale Einstellung zu sich und dem Ungeborenen läßt sie besonders offen gegenüber natürlichen Heilmethoden sein. So können schwangere Frauen mit Hilfe der Akupressur mit Be-

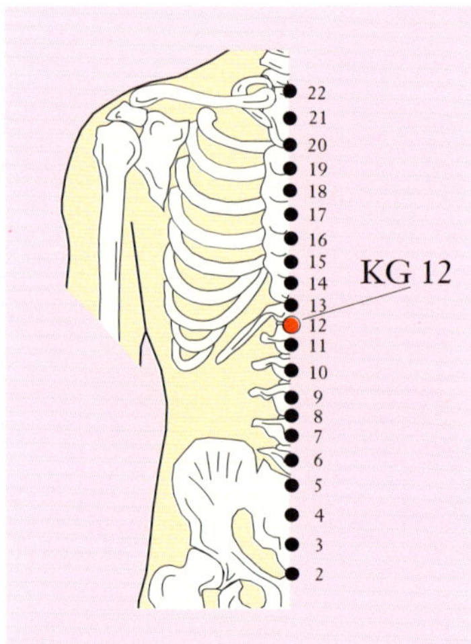

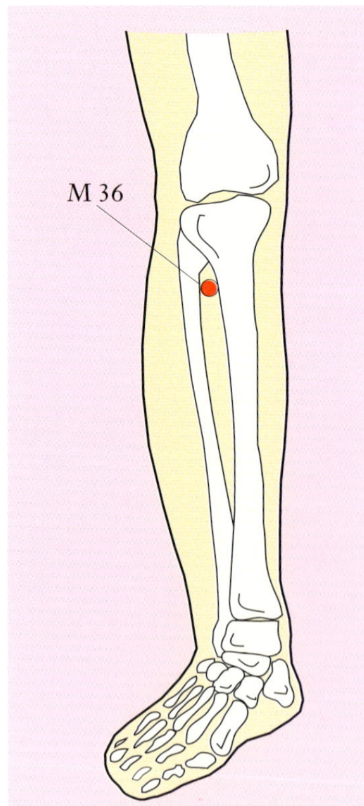

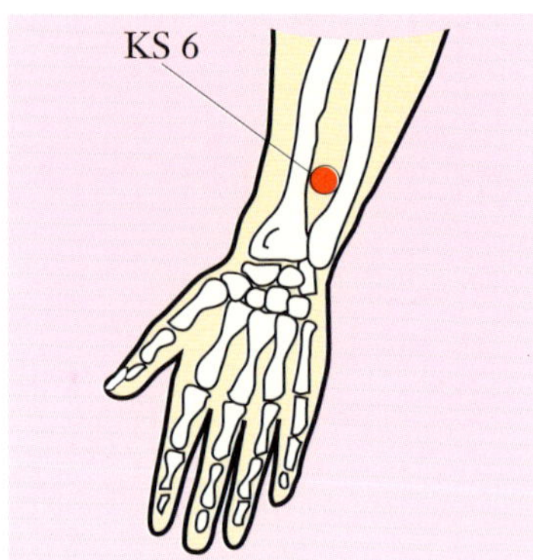

Ihre Behandlung

Übelkeit und Erbrechen während der Schwangerschaft

- *KG 12 – Zhongwan*
  Konzeptionsgefäß, Punkt 12
  Vier Fingerbreit über dem Nabel

- *KS 6 – Neiguan*
  Konzeptionsgefäß, Punkt 6
  In der Mitte der Unterseite des Unterarms, zwischen Elle und Speiche in der Nähe der Handgelenksfurche

- *M 36 – Zusanli*
  Magen-Meridian, Punkt 36
  Außen am Schienbein

🕒 7–9h, D 19–21h
Aromaöl: Rosenholz

findlichkeitsstörungen, die eventuell während der Schwangerschaft auftreten können, besser umgehen.
Gegen Angst und Unsicherheit, die in der Schwangerschaft bei vielen Frauen auftreten, behandeln Sie die unter Angst aufgeführten Punkte (siehe Seite 32), vor allem den Punkt H 5 – Tongli. (◷ D 11–13h, Aromaöl: Orangenblüten).
Es wäre optimal, wenn diese Akupressuren von dem anwesenden Partner durchgeführt werden könnten.

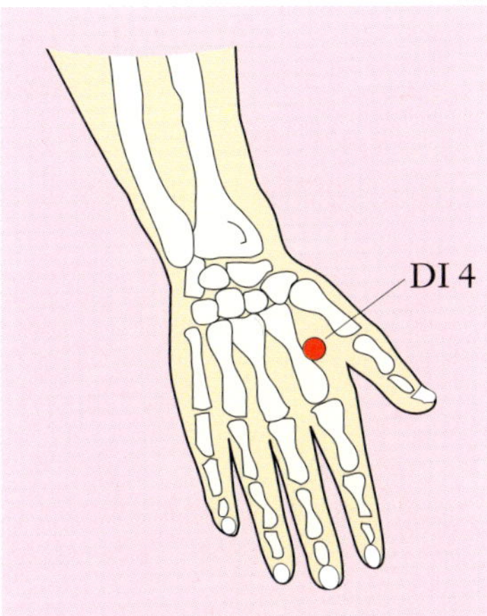

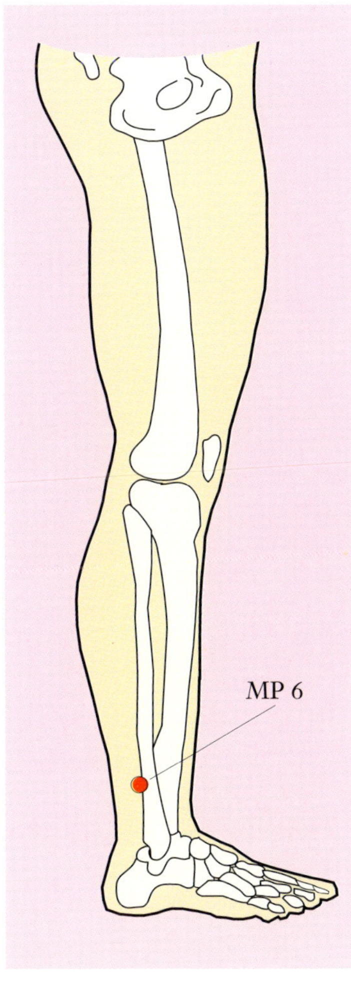

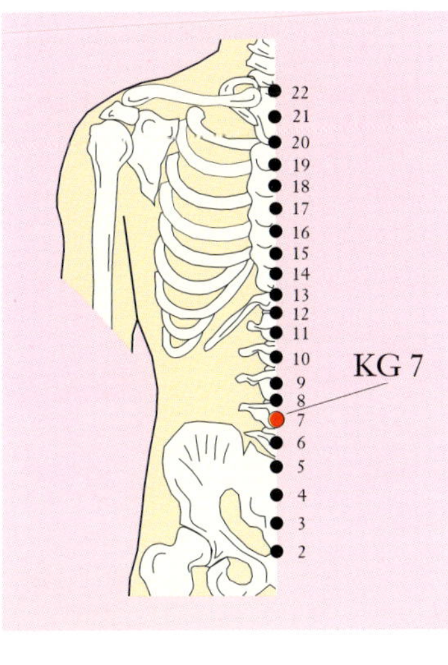

Einleitung der Wehen

● *DI 4 – Hegu*
Siehe unten

● *MP 6 – Sanyinjiao*
Milz-Pankreas-Meridian, Punkt 6
Drei Fingerbreit über dem Knöchel

◷ A 7–9h, 11–13h
Aromaöl: Rosmarin

Schmerzen nach der Geburt

● *DI 4 – Hegu*
Dickdarm-Meridian, Punkt 4
Daumen an den ausgestreckten Zeigefinger pressen, dadurch bildet sich ein Muskelbauch – der höchste Punkt dieses Muskelbauches stellt den entsprechenden Akupressurpunkt dar

● *KG 7 – Yinjiao*
Konzeptionsgefäß, Punkt 7
Einen Fingerbreit unterhalb des Nabels

◷ D 5–7h
Aromaöl: Melisse

Tennisarm

Um einen Tennisarm zu bekommen, müssen Sie keinen einzigen Vorhandreturn geschlagen haben. Der Tennisarm ist das Zeichen einer deutlichen Überbelastung des Ellenbogengelenks.

Jede gleichförmig wiederholte Bewegung des Armes kann, wenn Sie mit einiger Kraft ausgeführt wird, zu dieser Form des sogenannten Weichteilrheumatismus führen. Wer gerne Heimwerkerarbeiten macht oder samstags sein Auto zu liebevoll poliert, ist genauso gefährdet wie Angehörige aller Berufsgruppen, die mit dem Arm viel Druck ausüben müssen, z. B. Sekretärinnen und Schreibkräfte und Mechaniker.

Beim Tennisarm werden Sehnen und Muskeln, die in der Nähe des Ellenbogengelenkes ansetzen, in Mitleidenschaft gezogen. Während man früher schnell mit dem Operationsmesser zur Hand war, kann heute durch das Tragen einer unauffälligen Armspange die Gelenkumgebung wieder schmerz- und nebenwirkungsfrei in Form gebracht werden.

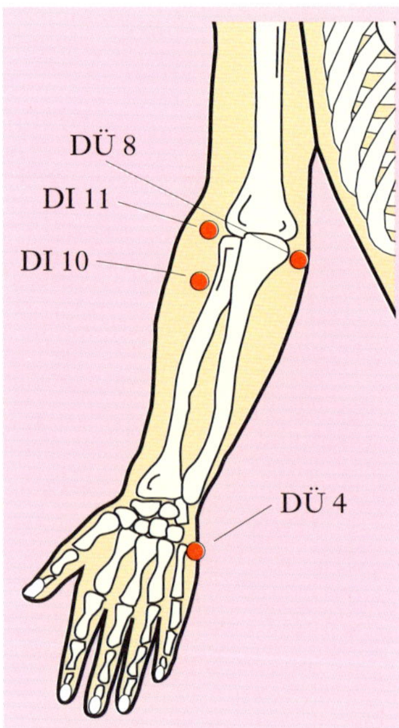

Akupressur lindert die Schmerzen und lockert Verkrampfungen. Dies trägt zusätzlich dazu bei, daß die entzündeten Muskel- und Sehnenansätze schneller abheilen. Ergänzend zur Akupressur müssen Sie aber unbedingt darauf achten, daß der Arm nicht mehr überbelastet wird!

Ihre Behandlung

- *DÜ 4 – Wangu*
  Dünndarm-Meridian, Punkt 4
  Innerer Rand der Hand

- *DÜ 8 – Xiaohai*
  Dünndarm-Meridian, Punkt 8
  Ellenbogengelenk, Innenseite

- *DI 10 – Shousanli*
  Dickdarm-Meridian, Punkt 10
  Unterarm, Außenseite

- *DI 11 – Quchi*
  Dickdarm-Meridian, Punkt 11
  Äußeres Ende der Ellenbogenfalte

◷ *5–7h, D 13–15h*
Aromaöl: Kamille

Übergewicht

Zu hohes Gewicht hat seine Ursachen in den meisten Fällen in einer falschen psychischen Einstellung zum Essen. Wichtig ist zunächst, daß Sie sich über die Gründe klar werden, die Sie zu übermäßiger Nahrungsaufnahme veranlassen oder die Lebensmittel zu schnell ansetzen lassen.

Ausgewogene Ernährung, viel Bewegung und frische Luft sind dazu geeignet, den Organismus zu erhöhten Verbrennungsleistungen zu motivieren und Sie über ein besseres Körpergefühl auch psychisch zu stabilisieren. Wer sich in seinem Körper wohl fühlt, wird selten zu Übergewicht neigen. Wenn Sie unter Streß zuviel oder zu hastig essen, helfen neben der Akupressur Entspannungsübungen wie autogenes Training, Yoga oder Meditation.

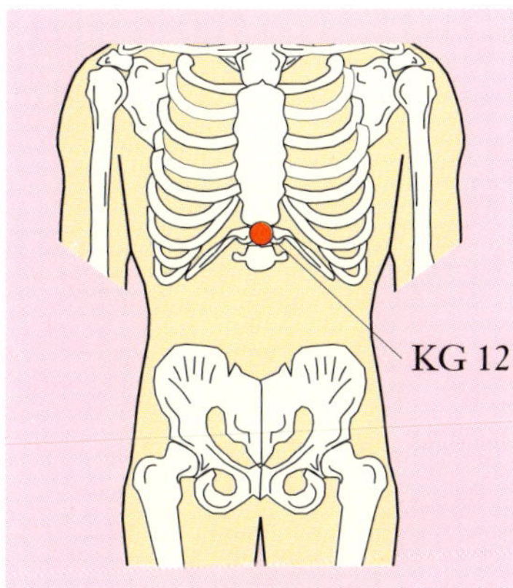

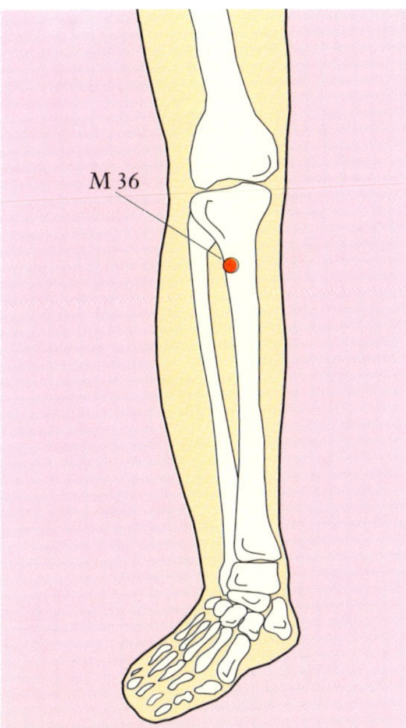

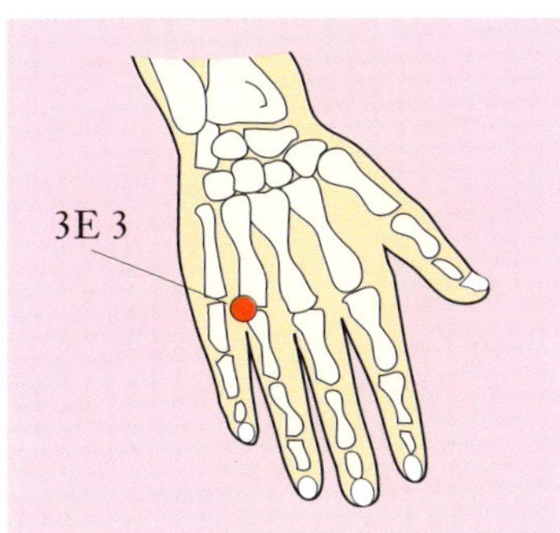

Ihre Behandlung

- *3E 3 – Zhongzu*
  Drei-Erwärmer-Meridian, Punkt 3
  Am Nagelwinkel des Ringfingers

- *KG 12 – Zhongwan*
  Konzeptionsgefäß, Punkt 12
  Vier Fingerbreit über dem Nabel

- *M 36 – Zusanli*
  Magen-Meridian, Punkt 36
  Außen am Schienbein

🕒 A 23–1h, 9–11h
Aromaöl: Wacholder

Verstopfung

Für Verstopfungsprobleme (siehe auch Darmstörungen, Seite 42) gilt das gleiche, was schon mehrfach erwähnt wurde: Hauptursache ist unsere sitzende Lebensweise, ist zu wenig Bewegung. Hinzu kommt eine Ernährung, die dem Verdauungssystem zuwenig Ballaststoffe zukommen läßt. Diese Ballaststoffe sind es, die der Darm loswerden will, durch die er sich also zur Arbeit anregen läßt. Achten Sie also auf eine gesunde Ernährung, und verschaffen Sie sich ausreichend Bewegung. Akupressur stimuliert den Darm zusätzlich.

Ihre Behandlung

- *DI 4 – Hegu*
  Dickdarm-Meridian, Punkt 4
  Daumen an den ausgestreckten Zeigefinger pressen, dadurch bildet sich ein Muskelbauch – der höchste Punkt dieses Muskelbauches stellt den entsprechenden Akupressurpunkt dar

- *DI 10 – Shousanli*
  Dickdarm-Meridian, Punkt 10
  An der Außenseite des Unterarms

- *DI 11 – Quchi*
  Dickdarm-Meridian, Punkt 11
  Äußeres Ende der Ellenbogenfalte

- *M 36 – Zusanli*
  Magen-Meridian, Punkt 36
  Außen am Schienbein

◷ *A 7–9h, 9–11h*
Aromaöl: Pfefferminze

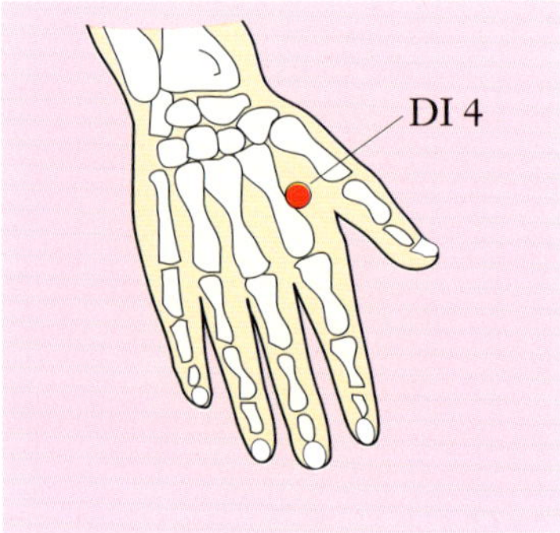

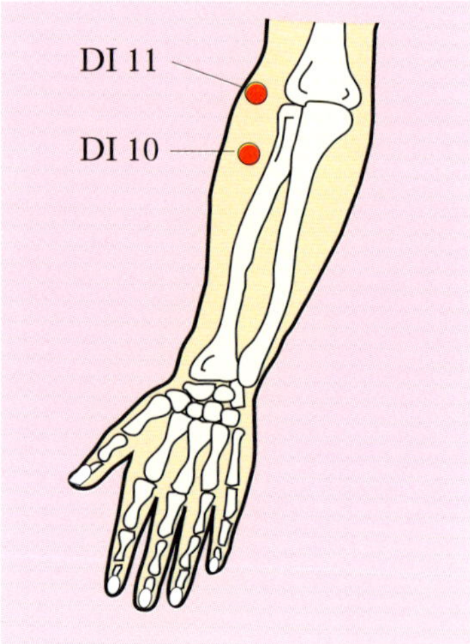

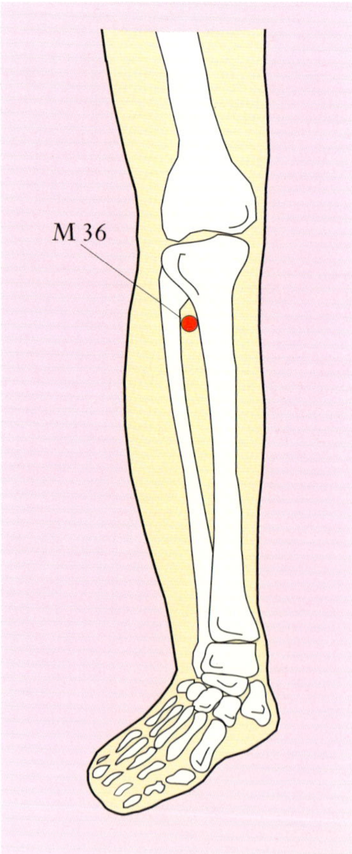

Wadenkrämpfe

Wadenkrämpfe sind tonische Muskelverkrampfungen und treten meistens in der Nacht auf. Sie werden entweder durch venöse bzw. arterielle Erkrankungen oder durch statische Ursachen wie z. B. Fußdeformitäten ausgelöst. Auch Wirbelsäulenerkrankungen wie z. B. LWS-Syndrom, Bandscheibenvorfall oder neurologische Faktoren können zu Wadenkrämpfen führen. Weitere Ursachen können ein zu niedriger Kalium-, Kalzium- oder Magnesiumspiegel im Blut sein.

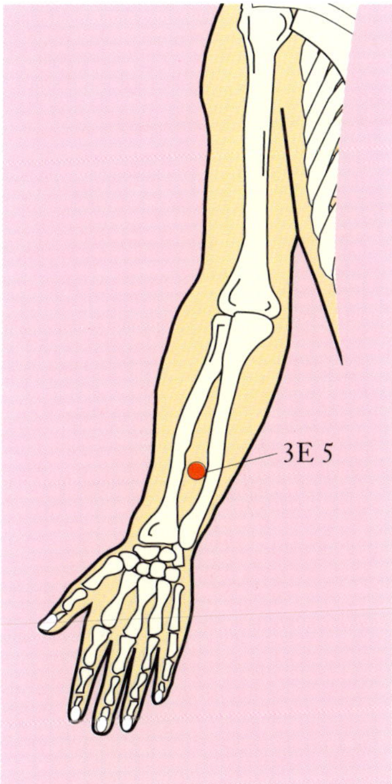

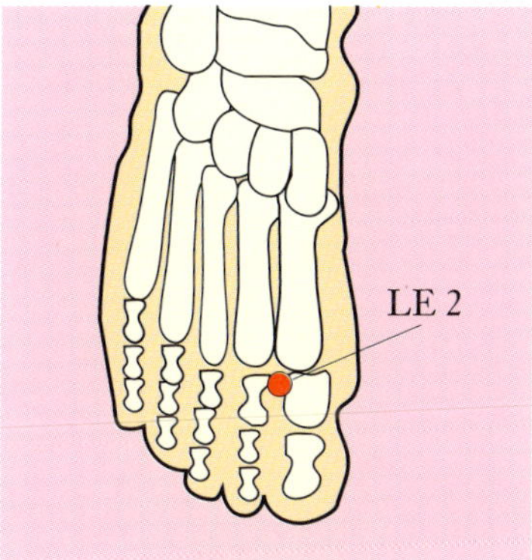

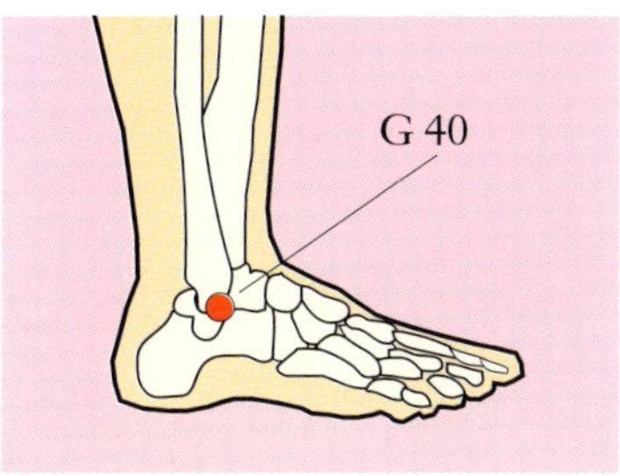

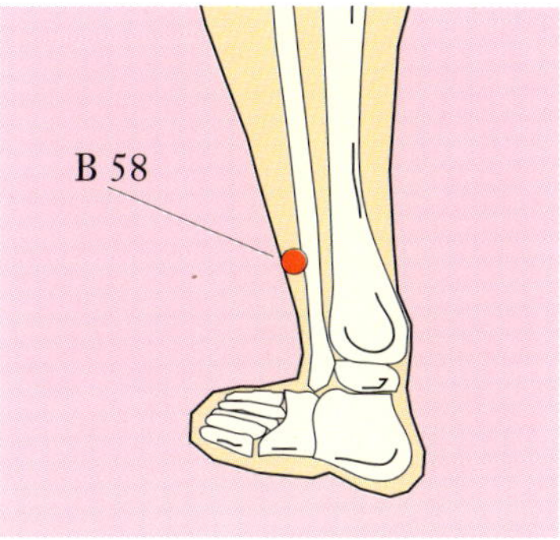

IHRE BEHANDLUNG

- *3E 5 – Waiguan*
Drei-Erwärmer-Meridian, Punkt 5
Rückseite des Unterarms

- *B 58 – Feiyang*
Blasen-Meridian, Punkt 58
Unterschenkelrückseite

- *G 40 – Qiuxu*
Gallenblasen-Meridian, Punkt 40
Auf dem Fußrücken, seitlich

- *LE 2 – Xingjiang*
Leber-Meridian, Punkt 2
Am Grundgelenk der großen Zehe

D 15–17h, 23–1h, 1–3h, 21–23h
Aromaöl: Rosmarin

Zahnschmerzen

Probleme mit den Zähnen symbolisieren meistens unterdrückte Aggressionen und Entscheidungsunwilligkeit. Nächtliches Zähneknirschen läßt sich z. B. dadurch erklären, daß das Unterbewußtsein nachts verstärkt arbeitet. Dinge, die man am Tage erlebt, aber verdrängt hat, werden jetzt aufgearbeitet – Dinge, an denen man »zu kauen« hat, Probleme, »in die man sich verbeißt«.

Es kommt auch häufig zu Alpträumen, in denen man plötzlich alle Zähne verliert. Die Zähne sind Symbol von Vitalität und Kraft – plötzlich zahnlos dazustehen ist gleichbedeutend mit dem Verlust der eigenen Lebenskraft. Entsprechende Ängste sollten hinterfragt werden, wenn Sie sehr häufig von Zahnschmerzen geplagt werden, ohne daß der Zahnarzt Löcher oder Parodontose diagnostiziert.

Egal ob psychisch begründet oder auf Karies zurückzuführen, Zahnschmerzen können durch Akupressur merklich gemindert werden.

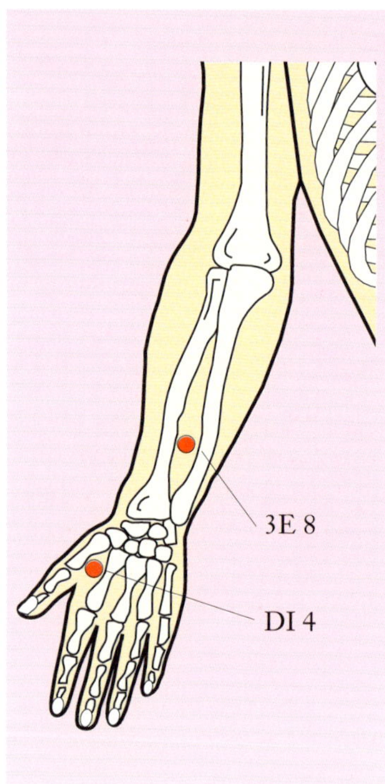

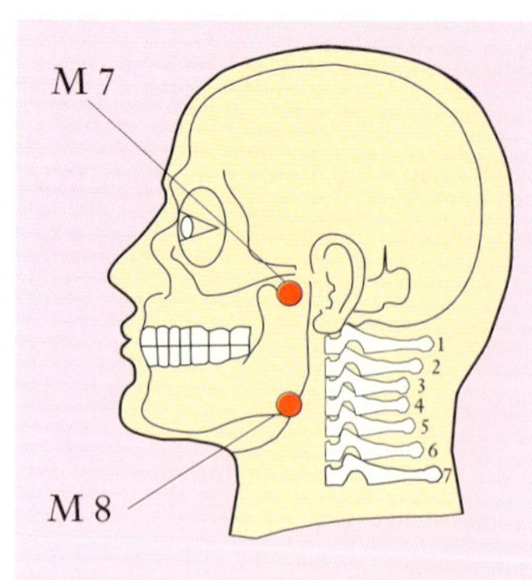

Ihre Behandlung

- *DI 4 – Hegu*
Dickdarm-Meridian, Punkt 4
Daumen an den ausgestreckten Zeigefinger pressen, dadurch bildet sich ein Muskelbauch – der höchste Punkt dieses Muskelbauches stellt den entsprechenden Akupressurpunkt dar

- *3E 8 – Sanyanglo*
Drei-Erwärmer-Meridian, Punkt 8
Eine Handbreite über der Handgelenksfurche, zwischen Elle und Speiche

- *M 6 – Jiache*
Magen-Meridian, Punkt 6
Über dem Kaumuskel vor dem Unterkieferwinkel (bei Schmerzen vorwiegend im Oberkiefer)

- *M 7 – Xiaguan*
Magen-Meridian, Punkt 7
In der Vertiefung des Kiefergelenkes (bei Schmerzen vorwiegend im Unterkiefer)

⏲ *D 5–7h, 7–9h, 21–23h*
Aromaöl: Nelkenöl

Akupressur mit Kindern

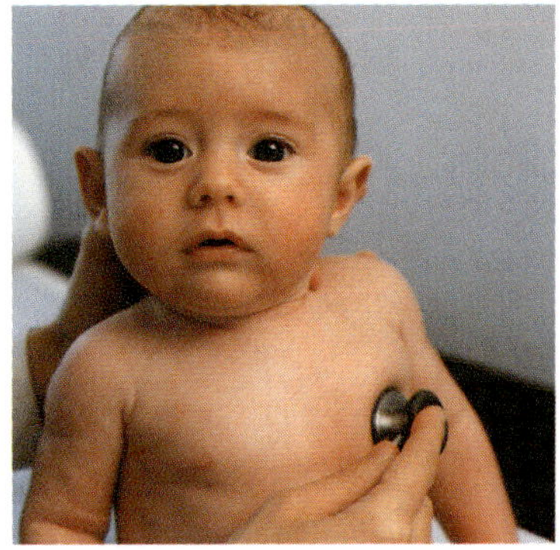

Viele Kinderärzte vertrauen auf Naturheilweisen.

Die Akupressur bietet sich aufgrund ihrer sanften Wirkungsweise in besonderem Maße für Kinder an. Immer mehr Kinderärzte greifen in der Praxis auf schonende Naturheilverfahren zurück. Auch die Mütter werden immer verantwortungsvoller und offener für natürliche Heilmethoden, und so kommen altbewährte Hausmittel immer öfter zur Anwendung. Ob sie bei Fieber Wadenwickel machen, Brusteinreibungen oder Inhalationen mit Heilkräutern anwenden – sie versuchen nicht, mit Kanonen auf Spatzen zu schießen und vertrauen auf die sanfte Heilkraft der Natur.

Vor allem bei Kindern, die auf chemische Medikamente häufig sehr empfindlich reagieren, ist Akupressur eine schonende und wirksame Behandlungsalternative.

Kinderkrankheiten unterstützend behandeln

Natürlich ist besonders bei Kindern große Vorsicht geboten, man sollte unbedingt alle Symptome ernst nehmen und nicht zu lange warten, bis man einen Arzt aufsucht. Andererseits sollten Sie sich – vor allem bei Kleinkindern – keine übertriebenen Sorgen machen, wenn diese öfter krank sind als Sie es von sich selbst gewohnt sind. Das Immunsystem des Kindes muß in den ersten Lebensjahren erst lernen, welche der über die Atmung, die Nahrungsaufnahme oder bei Verletzungen eindringenden Fremdkörper gefährlich und welche harmlos sind. Dieser Lernprozeß ist nur erfolgreich, wenn alle Krankheiten einmal durchgemacht sind. Wie gut das funktioniert, sehen Sie z. B. an Masern oder Mumps – wer sie einmal hatte, bleibt für den Rest seines Lebens immun.
Hier finden Sie eine kleine Liste mit den Kinderkrankheiten, bei denen sich die Akupressur hervorragend bewährt hat.

Angst

Entweder handelt es sich um konkrete Furcht vor bestimmten Personen oder vor als bedrohlich empfundenen Geschehnissen. Aber auch Themen, die Kinder im Fernsehen serviert bekommen und nicht verarbeiten können (insbesondere brutale Gewaltszenen oder andere aggressive Handlungsweisen z. B. in Krimis, Western oder auch Science-Fiction-Filmen), lösen häufig schwere Ängste aus.

Angst kann aber auch völlig diffus sein und durch Träume ausgelöst werden. Dies ist besonders für Kinder, die sich noch nicht artikulieren können, sehr belastend. Mit Hilfe von Akupressur können sie schonend und wirkungsvoll beruhigend und ausgleichend einwirken. Zusätzlich sollten Sie sich viel Zeit für Ihr Kind und seine Ängste wirklich ernst nehmen.

Sprechen Sie mit ihm über die Dinge, die es ängstigen und belasten, und versuchen Sie es durch Ihre Zuwendung zu beruhigen.

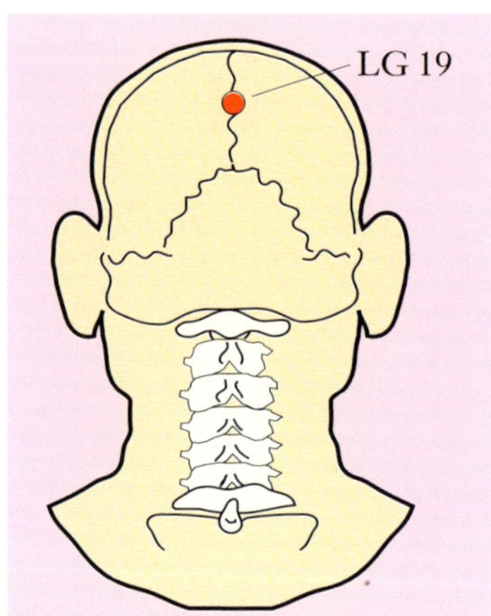

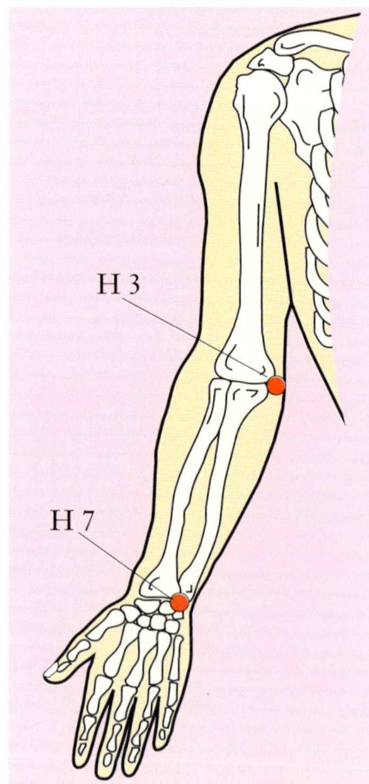

Ihre Behandlung

- *H 3 – Shaohai*
Herz-Meridian, Punkt 3
Bei gebeugtem Arm am inneren Ende der Ellbogenbeugefalte

- *H 7 – Shenmen*
Herz-Meridian, Punkt 7
In der Handgelenksfurche

- *LG 19 – Houding*
Lenkergefäß, Punkt 19
In der Hinterhauptfontanelle

🕒 *D 11–13h*
Aromaöle: Melisse, Mandarine

Antriebslosigkeit

Kindern, die morgens schwer aus dem Bett zu bekommen sind, ein allgemein starkes Schlafbedürfnis haben und schnell müde werden, fehlt Energie. Damit sie auch in der Schule wieder Leistung bringen und mehr Aktivität und Lebensfreude bekommen, können Sie die unten aufgeführten Punkte akupressieren.

Seien Sie aber nicht überkritisch mit Kindern, die in der Schule den elterlichen Ansprüchen nicht gerecht werden. Oftmals sind diese überzogen, und das Kind reagiert auf diesen Druck mit Versagensangst und Unsicherheit.
Auch wenn das Kind nicht genug elterliche Zuwendung bekommt, kann eine solche Verweigerungshaltung die Folge sein: Mit seinem »Streik« bringt das Kind seine Eltern immerhin dazu, sich mit ihm zu beschäftigen, auch wenn es dadurch in der Regel Kritik oder gar Schläge provoziert. Solche Ängste können auch der Grund für Bettnässen sein (siehe Seite 80).

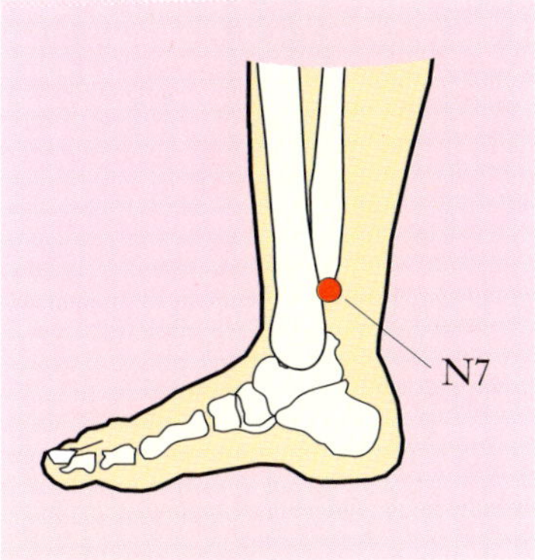

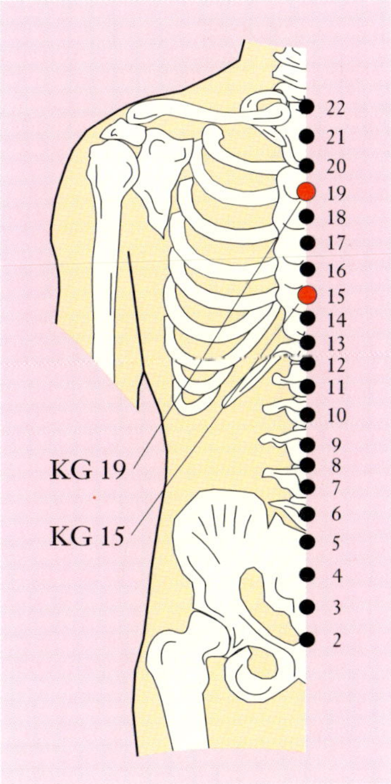

IHRE BEHANDLUNG

- *KG 15 – Jiuwei*
  Konzeptionsgefäß, Punkt 15
  An der untersten Spitze des Brustbeines

- *KG 19 – Zigong*
  Konzeptionsgefäß, Punkt 19
  In der Brustbeinmitte

- *N 7 – Fuliu*
  Nieren-Meridian, Punkt 7
  Drei Fingerbreit über dem inneren Fußknöchel

🕒 *A 19–21h*
Aromaöl: Jasmin

Bettnässen

Bettnässen ist oft ein stummer Hilfeschrei von Kindern, der ernst genommen werden sollte. Hier werden seelische Nöte ausgedrückt, die das Kind belasten und die es nicht ausdrücken kann.

Auch Mangel an Liebe und Zuwendung werden durch Bettnässen kompensiert. Hier bekommt das Kind endlich die langersehnte Aufmerksamkeit. Daß diese dann meist nur in negativer Form geäußert wird, kann das Kind nicht bestimmen. Seine Möglichkeiten, sich auszudrücken und seinen Ansprüchen in der Erwachsenenwelt Geltung zu verschaffen, sind sehr begrenzt, so daß es im Extremfall zu solch »unlogischen« Mitteln Zuflucht nehmen muß.

Auch wenn diese selten sind, sollten auf jeden Fall zusätzlich organische Ursachen abgeklärt werden.

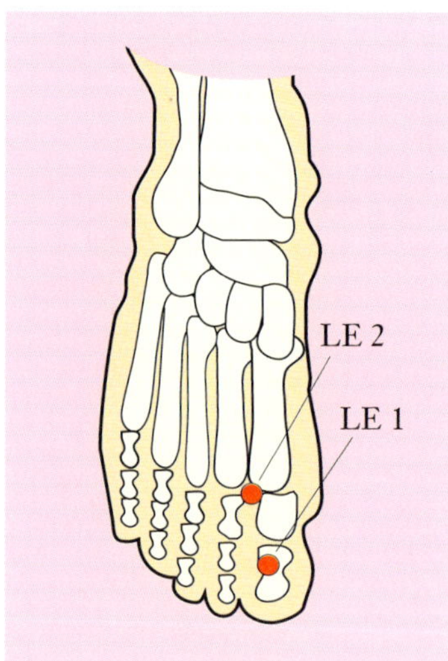

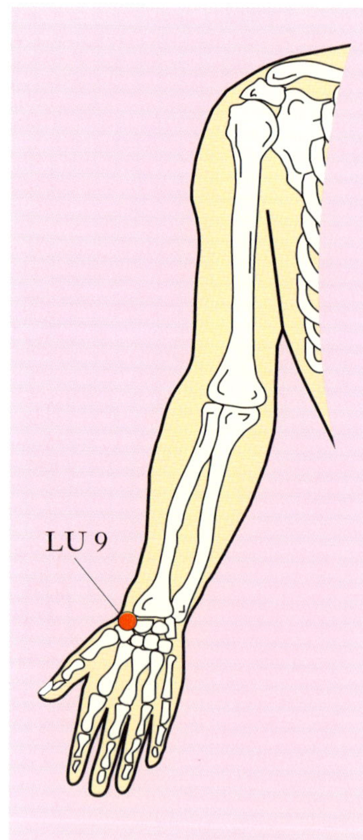

IHRE BEHANDLUNG

● *LU 9 – Taiyuan*
Lungen-Meridian, Punkt 9
Am äußeren Ende der Handgelenksfurche

● *LE 1 – Dadun*
Leber-Meridian, Punkt 1
Im Nagelwinkel des großen Zehs

● *LE 2 – Xinjiang*
Leber-Meridian, Punkt 2
Gespreizte Großzehe

◷ *D 1–3h, 3–5h*
Aromaöl: Sandelholz

Blähungen

Bei weinenden, unleidlichen Kindern, die mit Blähungen zu kämpfen haben, kann man mit Akupressur gut Abhilfe schaffen. Da Blähungen viele Ursachen haben können – Darmstörungen, Durchfall, Verstopfung, Infektionen sowie Lebensmittelunverträglichkeit oder »Luftschlucken« –, sollte bei längerandauernden Beschwerden unbedingt ein Arzt aufgesucht werden.

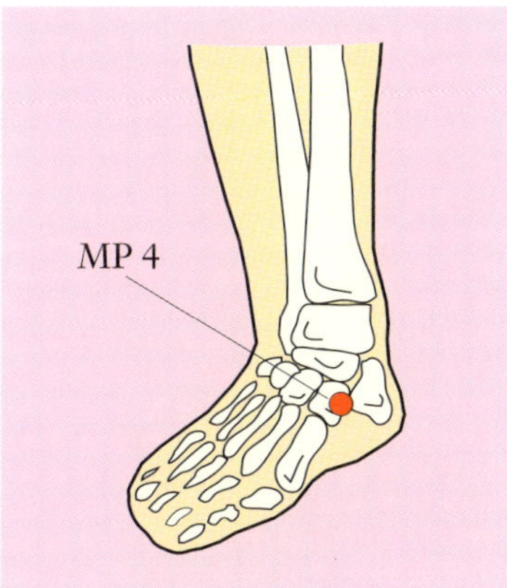

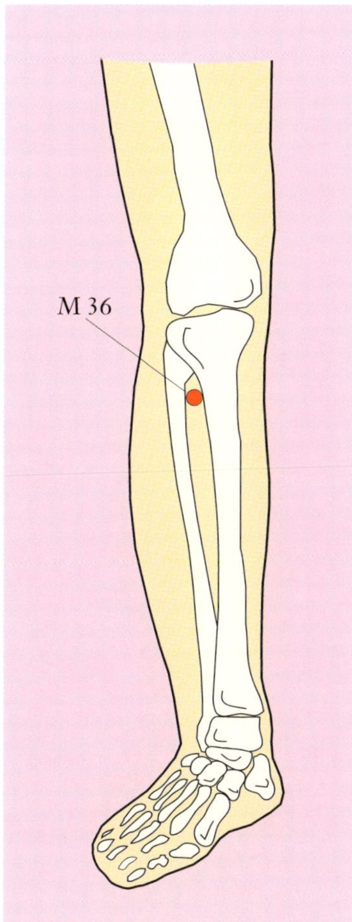

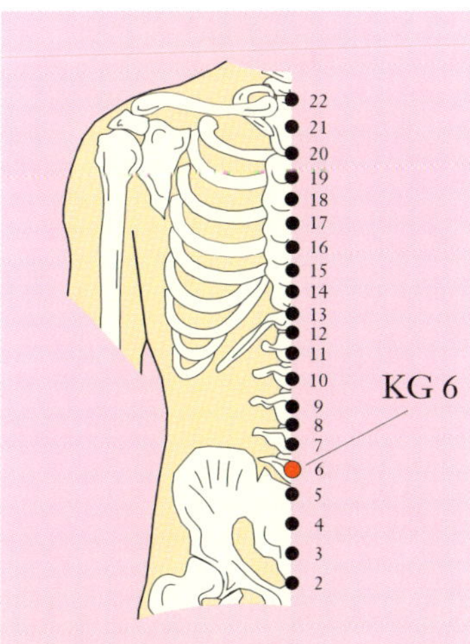

Ihre Behandlung

- *M 36 – Zusanli*
  Magen-Meridian, Punkt 36
  Außen am Schienbein

- *MP 4 – Gongsun*
  Milz-Pankreas-Meridian, Punkt 4
  Am inneren Mittelfuß

- *KG 6 – Qihai*
  Konzeptionsgefäß, Punkt 6
  Oberhalb des Schambeines

D 7–9h, 9–11h
Aromaöl: Pfefferminze

Einschlafstörungen

Der Horror jedes Elternpaares: Das Kind hat mal wieder für eine schlaflose Nacht gesorgt, weil gerade die ersten Zähnchen kommen, oder den lange geplanten Kinobesuch unmöglich gemacht, weil ihm die neue Babysitterin nicht paßt. Bei Kindern, die schwer einschlafen, kann es sein, daß ihnen vielleicht die Harmonie des Elternhauses fehlt, daß sie in ihren Bedürfnissen nicht genügend zufriedengestellt sind oder daß sie unter unterschwelligen Ängsten leiden. Bewährt hat sich bei Einschlafstörungen ein gewisses Zu-Bett-geh-Zeremoniell.
Wenn Ihr Sprößling aber trotz aller Gute-Nacht-Geschichten und Wiegenlieder wieder einmal nicht einzuschlafen gedenkt, so können Sie ihm mit Hilfe der folgenden Akupressurpunkte dabei helfen.

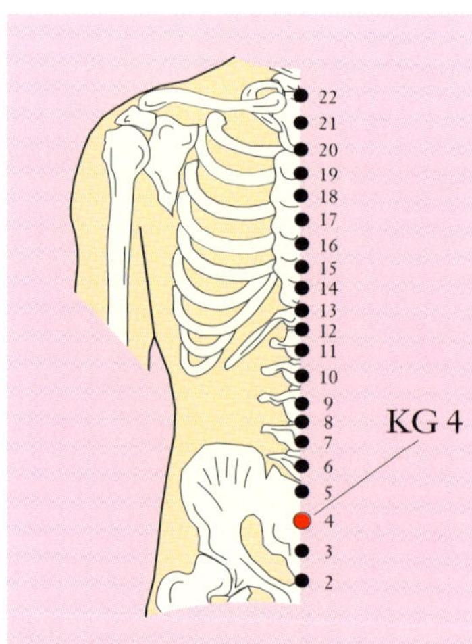

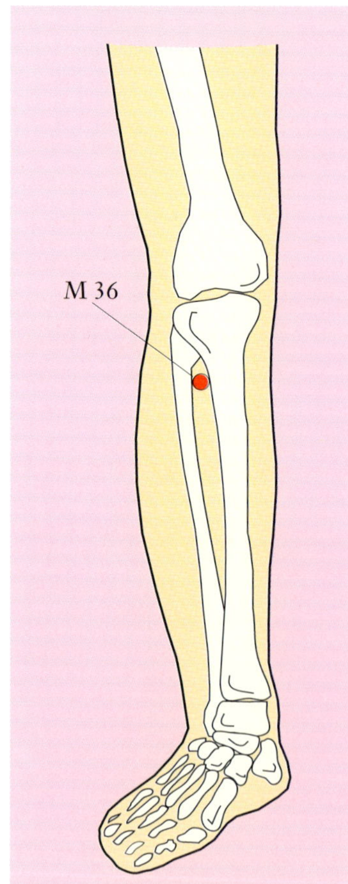

Ihre Behandlung

- *M 36 – Zusanli*
Magen-Meridian, Punkt 36
Außen am Schienbein

- *KG 4 – Guanyuan*
Konzeptionsgefäß, Punkt 4
Oberhalb des Schambeines

◷ D 7–9h
Aromaöl: Lavendel

Fieber

Fieber ist eine Erhöhung der Körpertemperatur durch einen Eingriff des Regulationsmechanismus im Zentralnervensystem. Die erhöhte Temperatur ist in der Regel eine Reaktion auf Stoffwechselprodukte von Keimen und entzündlichen Substanzen.
Eine Temperaturerhöhung kann auch durch Sport, extreme Anstrengungen und Störungen der Wärmeregulation ausgelöst werden.
Von Fieber spricht man, wenn die Temperatur oral (im Mund) gemessen höher als 37,5° C, rektal (im After) gemessen höher als 38° C ist. Bei Kleinkindern geht man von einer Temperatur von über 38,5° C rektal aus, um Fieber zu diagnostizieren.

Betrachten Sie Fieber immer als eine Selbstheilung des Körpers. Sollte sich das Fieber nicht innerhalb kurzer Zeit von selbst oder mit Hilfe von Wadenwickeln senken, so konsultieren Sie unverzüglich einen Arzt, da sich dann dahinter eine schwerwiegende Erkrankung verbergen kann.

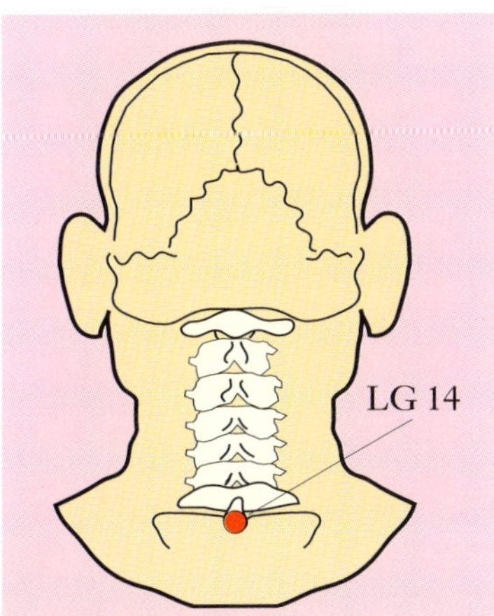

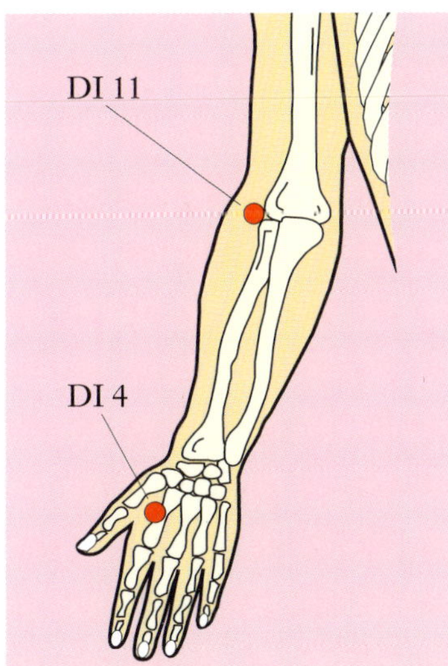

Ihre Behandlung

- *LG 14 – Dazhui*
Lenkergefäß, Punkt 14
Zwischen dem siebten Halswirbel und dem ersten Brustwirbel

- *DI 4 – Hegu*
Dickdarm-Meridian, Punkt 4
Daumen an den ausgestreckten Zeigefinger pressen, dadurch bildet sich ein Muskelbauch – der höchste Punkt dieses Muskelbauches stellt den entsprechenden Akupressurpunkt dar

- *DI 11 – Quchi*
Dickdarm-Meridian, Punkt 11
Am äußeren Ende der Ellbogenbeugefalte

◷ *D 5–7h*
Aromaöl: Bergamotte, Eukalyptus

Stottern

Stottern ist kein Fehler in der Aussprache, sondern einer der fließenden Rede. Dieser Sprachstörung liegt oftmals eine gewisse erbliche Veranlagung zugrunde.

Stottern tritt auch häufig als psychische Reaktion auf familiäre Belastungen und Konflikte auf. Unsicherheit und Angst können nicht verarbeitet werden und führen so zum Stottern als Ausdruck der Hilflosigkeit und mangelnder Ruhe.

In vielen Fällen haben die Kinder aber nur eine leichte Sprachstörung, die entwicklungsbedingt und nur vorübergehender Natur ist.

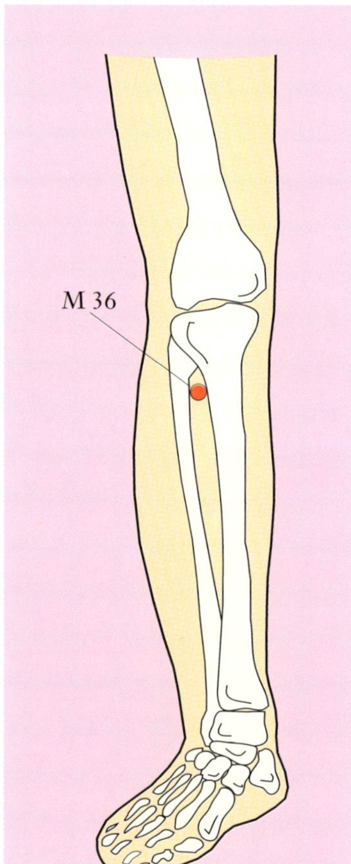

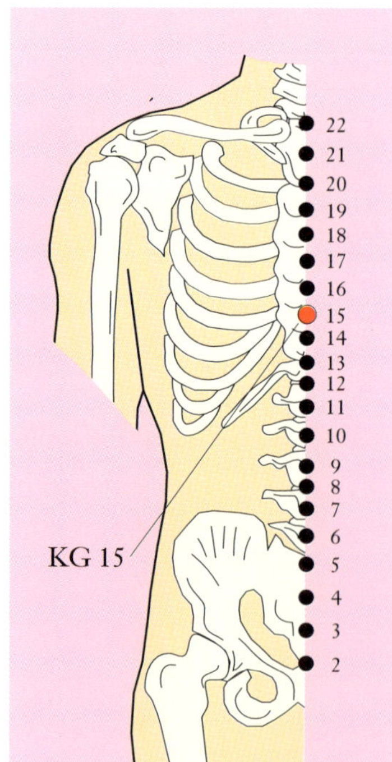

Ihre Behandlung

- *M 36 – Zusanli*
  Magen-Meridian, Punkt 36
  Außen am Schienbein

- *KG 15 – Jiuwei*
  Konzeptionsgefäß, Punkt 15
  An der untersten Spitze des Brustbeines

◷ *D 7–9h*
Aromaöl: Orangenblüten

Unruhe, Nervosität

Mindestens jedes vierte Kind in der Bundesrepublik Deutschland ist zu nervös. Sie leiden unter Schlafstörungen, motorischer Unruhe, unter vermehrtem Schwitzen sowie leichtem Erröten oder Erblassen.
Einem unruhigen, nervösen Kind, dem bekannten Zappelphilipp, das oft richtig aufgedreht ist und durch die starke Reizüberflutung der Umwelt überreagiert, kann man helfen, indem man folgende Akupressurpunkte anwendet.

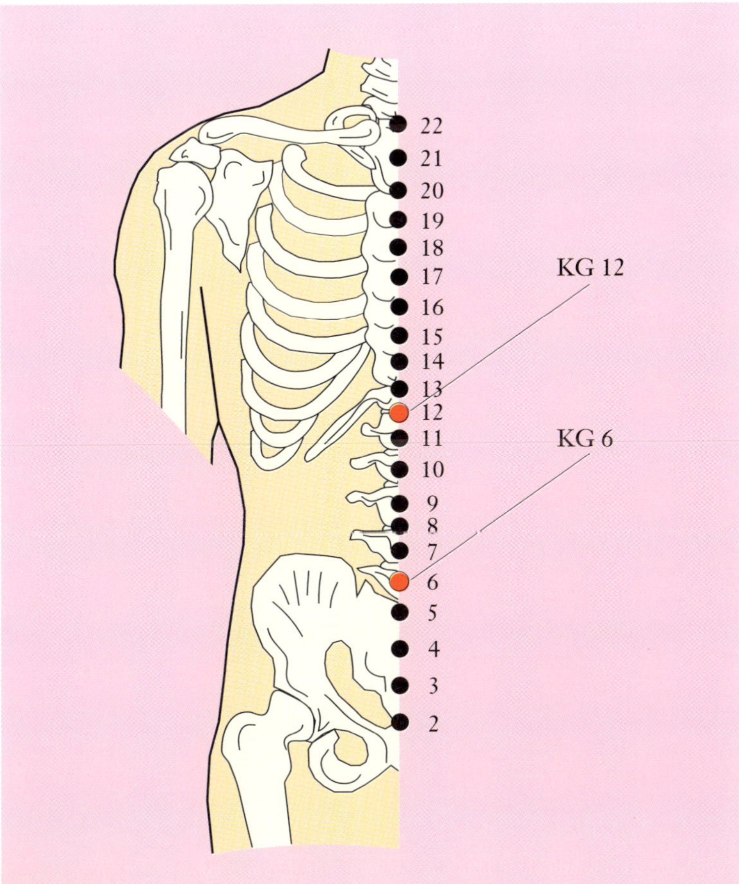

Ihre Behandlung

- *KG 6 – Qihai*
  Konzeptionsgefäß, Punkt 6
  Oberhalb des Schambeines

- *KG 12 – Zhongwan*
  Konzeptionsgefäß, Punkt 12
  Vier Fingerbreit über dem Nabel

Zahndurchbruch

Wer kennt nicht die langen Nächte, die man durchwacht hat, weil der Sprößling beim Zahnen starke Schmerzen hatte. Der Zahndurchbruch ist eine schmerzhafte und das Allgemeinbefinden stark beeinflussende Angelegenheit.

Bei den meisten Kindern erscheint um den sechsten Monat der erste Zahn – ein mittlerer unterer Schneidezahn. Es folgen die mittleren oberen Schneidezähne, dann die äußeren oben und unten. Im zweiten Jahr brechen die oberen Backenzähne durch, danach Eckzähne und zum Schluß die hinteren Backenzähne. Einen festen Zeitplan gibt es allerdings nicht.

Um den Säugling diesen schmerzhaften Prozeß ein wenig zu erleichtern, haben sich folgende Akupressur-Punkte sehr gut bewährt.

Für einen ruhigen Schlaf sehen Sie bitte auch unter Einschlafstörungen auf Seite 82 nach.

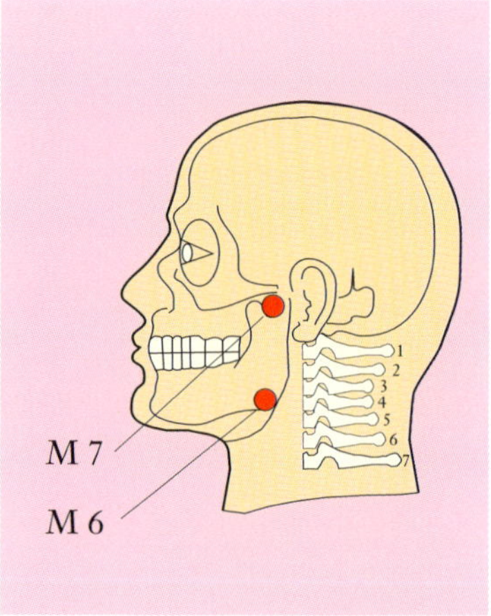

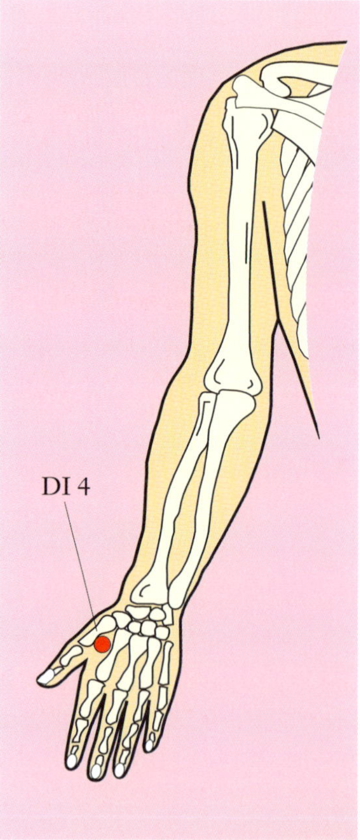

Ihre Behandlung

Oberkiefer

- *DI 4 – Hegu*
Dickdarm-Meridian, Punkt 4
Daumen an den ausgestreckten Zeigefinger pressen, dadurch bildet sich ein Muskelbauch – der höchste Punkt dieses Muskelbauches stellt den entsprechenden Akupressurpunkt dar

- *M 7 – Xiaguan*
Magen-Meridian, Punkt 7
In der Vertiefung des oberen Kiefergelenkes

◷ *D 5–7h, 7–9h*
Aromaöl: Nelkenöl

Unterkiefer

- *DI 4 – Hegu*
Siehe oben

- *M 6 – Jiache*
Magen-Meridian, Punkt 7
Über dem Unterkieferkaumuskel

◷ *5–7h, 7–9h*
Aromaöl: Nelkenöl

Die Meridiane – Anordnung und Wirkung

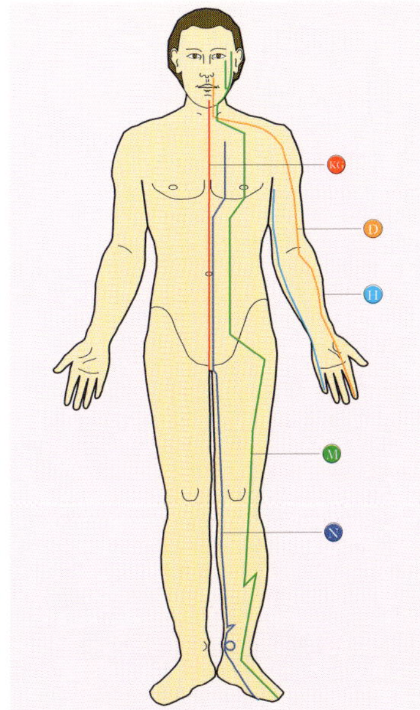

Die wichtigsten Meridiane.

Der Herz-Meridian (Yin)

Der Herz-Meridian wirkt direkt auf die Psyche und das autonome Nervensystem. Die entsprechenden Akupressurpunkte werden bei Nervosität, Angst, Depression, Herzklopfen, Schweißbildung, Kreislaufstörungen, hohem Blutdruck und Kreislauferkrankungen angeregt.
Die für Sie wichtigsten Akupressurpunkte:

- H 3 – Shao Hai (Punkt der Lebensfreude)

Bei gebeugtem Arm am inneren Ende der Ellbogenfalte

- H 7 – Shenmen (Göttliches Tor)

In der Handgelenksfurche außen

»Punkt der Lebensfreude« und »Göttliches Tor«: Die Akupressurpunkte mit diesen klingenden Namen liegen auf dem Herz-Meridian, der die Psyche und das autonome Nervensystem steuert.

Der Dünndarm-Meridian (Yang)

Er wirkt direkt auf die Schleimhäute und krampflösend. Die Akupressurpunkte dieses Meridians finden Anwendung bei Schulter- und Armbeschwerden, Durchfall, Darmproblemen und Nervosität. Die für Sie wichtigsten Akupressurpunkte:

- DÜ 3 – Houxi (Hintere Schlucht)

Halten Sie die Faust geschlossen; am Ende des Kleinfingergrundgelenks bildet sich eine Hautfalte, hier finden Sie den Akupressurpunkt

- DÜ 4 – Wangu (Quellpunkt)

Am inneren Handrand

- DÜ 7 – Zhizheng (Das richtige Glied)

In der Mitte zwischen Handgelenk und Ellbogenfurche

- DÜ 8 – Xiaohai (Kleines Meer)

An der Außenseite des Ellbogengelenks

- DÜ 11 – Tianzong (Himmlische Ahnen)

Im Zentrum des oberen Teil des Schulterblatts

Der Blasen-Meridian (Yang)

Für alle Urogenitalleiden, aber auch für Hormonprobleme, Knie-, Fuß- und Rückenbeschwerden finden sich Akupressurpunkte auf dem Blasen-Meridian.

Dieser Meridian wirkt auf alle Ausscheidungsorgane. Die Punkte finden Anwendung bei allen Blasen- und Nierenerkrankungen, bei Hormonproblemen, Genitalbeschwerden, Knie-, Fuß- und Rückenschmerzen.
Die für Sie wichtigsten Akupressurpunkte:

- B 1 – Jingming (Augapfelglanz)

Im Nasenwurzelwinkel

- B 23 – Shenshu

Zwischen dem zweiten und dritten Lendenwirbel

- B 25 – Dachangshu

Zwischen dem vierten und fünften Lendenwirbel

- B 31 – Shangliao (Obere Grube)

In der Vertiefung, die das Kreuzbein auf der Haut am Rücken bildet

- B 58 – Feiyang (Aufschwung)

Auf der Rückseite des Unterschenkels

- B 60 – Kunlun (Tibetanischer Bergname)

An der oberen Kante des Fersenbeins

- B 62 – Shenmai

Zwei Querfinger unterhalb des Fußknöchels

Der Nieren-Meridian (Yin)

Dieser Meridian wirkt auf den Stoffwechsel – seine Punkte werden angeregt bei Beschwerden des Urogenitalbereiches, Impotenz, Menstruationsproblemen und Ohrenerkrankungen. Der für Sie wichtigste Akupressurpunkt:

- N 3 – Taixi (Bachanfang)

Zwischen dem höchsten Punkt des Knöchels und der Achillessehne

Der Kreislauf-Sexualität-Meridian (Yin)

Die Akupressurpunkte dieses Meridians wirken auf Sexualität und Kreislauf und finden Anwendung bei psychischen Erkrankungen, Kreislaufstörungen, Herzbeschwerden, Schlaflosigkeit und Nervosität.
Der für Sie wichtigste Akupressurpunkt:

- KS 6 – Neiguan (Innen-Grenze)

In der Mitte der Unterseite des Unterarms, zwischen Elle und Speiche in der Nähe der Handgelenksfurche

Verdauung, Atmung und Urogenitalfunktionen lassen sich über den Drei-Erwärmer-Meridian beeinflussen.

Der Drei-Erwärmer-Meridian (Yang)

Dieser Meridian wirkt auf Verdauung, Atmung und die Urogenitalfunktionen.
Seine Akupressurpunkte werden bei Verdauungsproblemen, Ohrenerkrankungen, Rheuma-, Schulter-, Arm- und Handschmerzen angeregt. Die für Sie wichtigsten Akupressurpunkte:

- 3 E 1 – Guanchong (Grenzangriffspunkt)
Am äußeren Nagelwinkel des Ringfingers
- 3 E 3 – Zhongzhu (Mittelinsel)
Auf dem Handrücken
- 3 E 22 – Erheliao (Korngrube der Schläfen)
Oberhalb des Jochbogens, vor dem Ohrmuschelansatz

Der Gallenblasen-Meridian (Yang)

Praktisch nur anregend behandelt werden die Punkte des Gallenblasen-Meridians. Mit ihnen lindert man am besten Gelenkschmerzen aller Art.

Die Akupressurpunkte dieses Meridians wirken auf die Psyche und krampflösend.
Sie werden bei Gallenblasenbeschwerden, Schulter- und Armschmerzen, Hexenschuß, Knie- und Fußproblemen, Kopfschmerzen, Augenbeschwerden und Nervosität akupressiert, und zwar werden sie in den meisten Fällen in anregender Richtung bearbeitet.
Die für Sie wichtigsten Akupressurpunkte:

- G 20 – Fengchi (Wind/Teich)
Am unteren Hinterhauptrand
- G 24 – Riyue (Sonne/Mond)
Am sechsten Zwischenrippenraum
- G 26 – Daimai (Gürtelgefäß)
Am Ende der zwölften Rippe
- G 30 – Huantiao (In den Reifen springen)
Höchster Punkt des Oberschenkelknochens innen
- G 34 – Yanglingquan (Yanghügel/Quelle)
In der Vertiefung des Wadenbeinköpfchens (seitlich)
- G 37 – Guangming (Strahlende Helle)
An der Außenseite des Unterschenkels, sechs Fingerbreit oberhalb des Knöchels
- G 38 – Yangfu (Yangstütze)
An der Außenseite des Unterschenkels, fünf Querfinger oberhalb des Knöchels

- G 40 – Quixu (Hügel/Markt)

Auf dem Fußrücken

- G 43 – Xiaxi (Tränen/Abstieg)

Auf dem Fußrücken, seitlich des vierten Zehengrundgelenks

Der Leber-Meridian (Yin)

Die Akupressurpunkte dieses Meridians fördern die Verarbeitung der Nahrung und werden bevorzugt bei Leber- und Gallenbeschwerden, Depressionen, Angst und Erschöpfung akupressiert.
Die für Sie wichtigsten Akupressurpunkte:

- LE 1 – Dadun (Große Aufrichtigkeit)

Im Nagelwinkel des großen Zehs

- LE 2 – Xingjian(Gang/Strecke)

Bei gespreizter Großzehe außen

Der Lungen-Meridian (Yin)

Dieser Meridian wirkt auf den Atmungstrakt und die Haut. Seine Punkte finden folglich Anwendung bei Hals- und Nasenerkrankungen, Lungenentzündung, Bronchitis, Asthma, Erkältung, Schnupfen und Hautproblemen. Außerdem wirken sie lokal bei Handgelenks-, Ellbogen- und Schulterschmerzen.
Die für Sie wichtigsten Akupressurpunkte:

- LU 5 – Chize (Ellbogenteich)

Ellbogenfalte, Mitte

- LU 6 – Kongzui

An der Innenseite des Unterarmes, sieben Fingerbreit oberhalb der Handgelenksfurche

Für Atmungsprobleme und Hautkrankheiten – also alle Beschwerden, die unser Verhältnis zur Umwelt betreffen – ist der Lungen-Meridian zuständig.

- LU 7 – Lieque (Engpaß)
In der Furche zwischen Elle und Speiche
- LU 9 – Taiyuan (Großc Quelle)
Am Ende der Handgelenksfurche, in der Grube (tastbar)
- LU 11 – Shaoshang (Geringer Handel)
Am inneren Daumenwinkel

Der Dickdarm-Meridian (Yang)

Wie sein Name schon vermuten läßt, lassen sich über den Dickdarm-Meridian Erkrankungen des Verdauungstrakts lindern. Daneben werden seine Punkte bei Atembeschwerden akupressiert.

Der Dickdarm-Meridian wirkt auf die Funktion der Schleimhäute und ist ein wichtiger Ausscheidungsmeridian. Seine Punkte werden bei Asthma, Atembeschwerden, Lungenproblemen und Darmkrankheiten akupressiert.
Die für Sie wichtigsten Akupressurpunkte:

- DI 4 – Hegu (Talbegegnung)
Daumen an den ausgestreckten Zeigefinger pressen, dadurch bildet sich ein Muskelbauch; der höchste Punkt stellt den entsprechenden Akupressurpunkt dar
- DI 10 – Shousanli (Drei Entfernungen)
Drei Fingerbreit unter der Ellenbeugefalte, Außenseite
- DI 11 – Quchi (Gewundener Teich)
Am äußeren Ende der Ellenbeugefalte, bei gebeugtem Arm
- DI 15 – Jianyu (Schulterknochen)
Am äußeren Schulterrand, in der Grube
- DI 20 – Yingxiang (Willkommener Duft)
In der Nasolabialfalte (das ist die Falte zwischen Nasenflügel und Lippe)

Der Magen-Meridian (Yang)

Dieser Meridian wirkt auf die Verdauung und den Kreislauf, außerdem wirkt er beruhigend. Seine Punkte werden bei Magen-Darm-Erkrankungen und Nervosität angeregt. Die für Sie wichtigsten Akupressurpunkte sind:

- M 8 – Touwei (Große Bewillkommnung)
An der Unterkante des Unterkiefers
- M 9 – Renying
Auf der Kehlkopferhebung
- M 24 – Huaroumen (Glattes Fleisch)
Zwei Fingerbreit über dem Nabel
- M 25 – Tianshu (Himmelssäule)
In der Mitte zwischen Nabel und Schambein
- M 35 – Dubi
Bei gebeugtem Knie an der äußeren Seite der entstehenden Vertiefung
- M 36 – Zusanli (Göttlicher Gleichmut)
Außen am Schienbein
- M 41 – Jiexi
In der Fußwurzelmitte

Der Milz-Pankreas-Meridian (Yin)

Dieser Meridian wirkt auf das Bindegewebe des gesamten Körpers. Die entsprechenden Akupressurpunkte finden Anwendung bei allen Magen- und Darmbeschwerden, Muskelerkrankungen, sie wirken auf die Blutzirkulation, bei Menstruationsproblemen, bei Depressionen und Angst.
Die für Sie wichtigsten Akupressurpunkte:

- MP 1 – Yinbai (Verborgene Stelle)
Im Winkel des Großzehennagels
- MP 2 – Dadu (Große Stadt)
In der Mitte des Großzehengrundgelenkes
- MP 4 – Gongsun (Fürstenenkel)
In der Mitte der Fußinnenseite

Vor allem bei Depressionen und Angstzuständen wird der Milz-Pankreas-Meridian akupressurtechnisch eingesetzt.

Konzeptions- und Lenkergefäß sind im Gegensatz zu den Meridianen nicht paarig angelegt. Es gibt sie jeweils nur einmal, dementsprechend verlaufen sie in der Körpermitte.

- MP 5 – Shangqui (Beratungshügel)
Unterhalb des Knöchels
- MP 6 – Sanyinjiao (Treffpunkt)
Drei Fingerbreit über dem Knöchel
- MP 21 – Dabao (Großer Entwickler)
Im sechsten Zwischenrippenraum

Das Konzeptionsgefäß (Yin)

Dieses Gefäß hat einen eigenständigen energetischen Funktionskreislauf. Die für Sie wichtigsten Akupressurpunkte:

- KG 2 – Qugu (Gebogener Knochen)
Oberer Schambeinrand
- KG 4 – Guanyuan (Grenzblockade)
Zwei Fingerbreit oberhalb des Schambeines
- KG 6 – Qihai (Meer der Energie)
Vier Fingerbreit oberhalb des Schambeines
- KG 12 – Zhongwan (Mittlerer Kanal)
Vier Fingerbreit über dem Nabel

Das Lenkergefäß (Yang)

Dieses Gefäß wirkt in den oberen Körperregionen psychisch und im unteren Bereich rein physisch.
Die für Sie wichtigsten Akupressurpunkte:

- LG 1 – Changqiang (Wachsen der Kraft)
An der Spitze des Steißbeins
- LG 12 – Taodao (Wandlungsweg)
In der Nähe der Dornfortsatzspitze
- LG 16 – Naohu (Gehirntür)
Unterrandmitte des Hinterkopfes